HENRI BOURRU
PROSPER FERDINAND BUROT

VARIATIONS
DE
LA PERSONNALITÉ

Elibron Classics
www.elibron.com

Elibron Classics series.

ISBN 0-543-98186-X (paperback)
ISBN 0-543-98185-1 (hardcover)

This Elibron Classics Replica Edition is an unabridged facsimile of the edition published in 1888 by J.-B. Baillière et fils, Paris.

BIBLIOTHÈQUE SCIENTIFIQUE CONTEMPORAINE

Variations

DE

LA PERSONNALITÉ

Variations

DE

LA PERSONNALITÉ

PAR LES DOCTEURS

H. BOURRU ET P. BUROT

PROFESSEURS A L'ÉCOLE DE MÉDECINE DE ROCHEFORT

Avec 15 photogravures

PARIS

LIBRAIRIE J.-B. BAILL PE ET FILS

RUE HAUTEFEUILLE, 19, PRÈS DU BOULEVARD SAINT-GERMAIN

1888

INTRODUCTION

Depuis un certain nombre d'années on a signalé des changements dans la personnalité survenant spontanément chez certains sujets, et ces changements, par leur retour plus ou moins périodique, divisaient la vie de ces malades en plusieurs phases.

L'hypnotisme a permis d'étudier les troubles de la personnalité; on a pu provoquer des hallucinations comparables, à certains points de vue, aux rêves qui viennent parfois assaillir l'homme bien portant, mais plus souvent encore le malade et lui faire prendre la fiction pour la réalité.

Ce que nous allons raconter diffère beaucoup de ce qui a été déjà signalé, mais avant d'entrer dans le cœur de notre sujet, on nous permettra de présenter quelques considérations générales sur les troubles de la personnalité, et d'en préciser les termes.

Littré définit la personnalité : *ce qui fait qu'une personne est elle et non pas une autre.* Cette définition s'applique bien à la personne tout entière, soit physique, soit morale : un individu diffère d'un autre et par ses traits, son âge, sa taille, et par son caractère, son intelligence et ses mœurs; mais elle est trop vague et ne peut servir de base à notre étude. Nous préférons dire, avec M. Ribot, que la personnalité résulte de deux facteurs fondamentaux : *la constitution du corps avec les tendances et les sentiments qui la traduisent, et la mémoire.* C'est un tout concret, formé de conditions organiques, affectives et intellectuelles.

La personnalité peut être modifiée de bien des façons.

Tantôt ce sont deux personnalités qui se succèdent l'une à l'autre; tantôt c'est une personnalité nouvelle se substituant à une autre oubliée ou expulsée, tenue pour extérieure et étrangère; d'autres fois c'est un envahissement de la personnalité normale par des sensations insolites auxquelles elle résiste tant bien que mal. Dans certains cas, il existe une véritable dissolution de la personnalité; ainsi chez les déments, la désorganisation est complète, ils ne conservent même pas ce reste d'indécision qui dans quelques cas montre que la personnalité normale (ou ce qui en reste) garde une dernière force qui, après des semaines ou des mois, assurera son retour; et parfois l'individu n'a plus conscience d'une partie de lui-même qui lui est devenue etrangère ou ennemie.

Ces formes variables des troubles de la personnalité peuvent se réduire à quelques types fondamentaux.

A l'état normal, le sentiment de notre propre corps change de différentes manières dans le cours de la vie, par le fait de cette evolution qui nous conduit de la naissance à la mort, mais ce changement est d'ordinaire si lent, si continu, que l'assimilation des sensations nouvelles se fait peu a peu et que la transformation est insensible, réalisant ainsi ce qu'on appelle l'identite, c'est-à-dire la permanence apparente dans les variations incessantes.

Déjà pourtant les maladies graves ou les changements profonds (puberté, menopause) jettent quelque indécision; entre l'état nouveau et l'ancien, la fusion n'est pas immédiate, et, comme on l'a dit, « au début, ces sensations nouvelles se présentent devant le *moi* ancien comme un *toi* étranger qui excite l'étonnement ».

Mais si le sentiment général du corps se modifie subitement; s'il se produit un afflux brusque et abondant d'états insolites, alors l'élément fondamental du moi est complètement transformé, l'individu se sépare de sa personnalité antérieure, il s'apparaît comme un autre. Le plus souvent il y a une période de trouble et d'incertitude, et la rupture ne se fait pas en un instant.

Quand cet état morbide est fixe, alors il peut se présenter trois types principaux dans les troubles de la personnalité.

Il peut exister une *aliénation* de la personnalité, l'ancienne étant devenue pour la nouvelle *aliena*, étrangère, en sorte que l'individu ignore sa premiere vie, ou, quand on la lui rappelle, la contemple objectivement, comme séparée de lui. Le sentiment général du corps est complètement changé. L'état nouveau sert de base à une nouvelle vie psychique (nouvelle manière de sentir, de percevoir, de penser, d'où résulte une nouvelle mémoire). Il ne reste de l'ancien moi que les processus complètement organisés (marche, langage, travail manuel, etc.), activités purement automatiques, presque inconscientes, qui sont comme des esclaves prêts à servir tous les maîtres. Encore faut-il remarquer que dans la réalité, ce type présente des exceptions. Tantôt une partie des acquisitions automatiques n'entrent pas dans le nouveau moi. Tantôt, de loin en loin, quelques vestiges de l'ancienne personnalité se ravivent et viennent jeter dans la nouvelle une indécision passagère.

Un second type est réalisé par ce qu'on peut appeler la *substitution* de la personnalité. C'est le cas assez vulgaire où l'individu croit simplement avoir changé de personnage. On trouve des exemples de ces types chez les somnambules auxquels M. Ch. Richet fait perdre le sentiment de leur personnalité en la transformant en une autre. Rien de plus facile, en effet, que de communiquer à un hypnotisé des illusions relatives à sa personne; on en fait un *général,* un *évêque,* on le transforme en *animal.* On dit à un sujet qu'il est *brouette, quinquet, canapé,* et à l'instant même il entre dans l'esprit de son rôle. C'est que dans tous ces changements, le caractère propre du sujet se révèle; chacun joue son rôle avec les qualités qui lui sont personnelles, avec les aptitudes dont il dispose. Ces changements psychiques qui consistent à faire croire à un hypnotisé qu'il est *pape* ou *empereur* ou tout autre personnage que la réalité sont plutôt de l'ordre des hallucinations. Ici, le changement est exclusivement psychique, c'est plutôt un désordre local du cerveau qu'une transformation générale de l'organisme; c'est comme l'hypertrophie d'une idée fixe qui ne suppose en rien la transformation totale de l'individu.

Un troisième type a pour caractère fondamental l'alternance ou l'enchevêtrement de deux ou plusieurs personnalités. Chez des sujets d'ordinaire hystériques, c'est-à-dire instables par excellence, parmi des variations secondaires, il y a dans la vie physique deux ou plusieurs habitus distincts qui servent de base à une organisation psychique. Le changement s'exerce même sur le caractère, sur ce qu'il y a de plus intime dans la personnalite et qui exprime le plus profondément la constitution individuelle. La memoire est aussi complètement modifiée. Tantôt ce sont deux personnalités qui se succèdent et s'ignorent réciproquement. Tantôt l'une embrasse toute la vie, l'autre n'étant que partielle. On peut même voir la deuxième personnalité empiéter constamment sur la première qui, très longue à l'origine, devient de plus en plus courte, en sorte qu'on peut prevoir une époque ou celle-ci disparaîtra complètement et la seconde subsistera seule. Il peut se faire que plusieurs personnalités s'enchevêtrent les unes dans les autres. C'est à ces cas qu'on a voulu réserver la denomination de double conscience, mais en présence de la multiplicité des états de conscience que l'on peut observer, il convient, à notre avis, de les décrire sous le terme plus vague mais plus réel de *variations* de la personnalité.

Cette classification que nous venons d'esquisser rapidement est à peu près celle adoptée par M. Ribot. Elle ne sert qu'à mettre un peu d'ordre dans les faits, à montrer combien ils sont dissemblables, surtout à faire voir que la personnalité a ses racines dans l'organisme, varie et se transforme avec lui.

Nous nous proposons d'etudier tout spécialement dans ce travail les changements de la personnalité qui rentrent dans la troisième catégorie. Nous avons adopté le titre de *variations de la personnalite* et il importe avant tout de préciser les termes.

Nous entendons par ce mot les modifications qui surviennent lentement ou brusquement dans la manière d'être d'un individu, tant au point de vue physique qu'au point de vue psychique. Un individu qui a subi une crise, peut affecter une manière d'être toute nouvelle; il n'est plus le même physiquement et il peut même être changé dans sa vie morale. Il presente une existence nouvelle qui n'a plus avec l'ancienne que des points de contact assez éloignes. La variation peut être complete ou incomplète; elle peut se reproduire plus ou moins fréquemment et la vie de cet individu peut être ainsi partagée en plusieurs périodes bien distinctes.

Nous avons trouvé qu'il était possible de faire varier le sujet comme il avait varié spontanément et que l'on pouvait par certains moyens faire reparaître une époque antérieure de sa vie.

Pendant près d'une année, nous avons observé un sujet probablement unique dans la science au point de vue qui nous occupe. Le point intéressant, c'est qu'on peut à volonté reporter le sujet à plusieurs époques différentes de son existence où il a présenté des phénomènes particuliers physiques et psychiques. Chaque modification apportée par des agents physiques à la distribution du mouvement et de la sensibilité entraîne un changement corrélatif de la mémoire et inversement lorsqu'on le ramène par suggestion au souvenir d'une des époques de sa vie passée, il se réveille, affecté de la paralysie particulière qui coïncidait avec ce moment de son existence. Il a été possible d'obtenir chez ce même malade plusieurs états de personnalité bien distincts les uns des autres et les états obtenus ont été confirmés et trouvés exacts après coup par des renseignements puisés à diverses sources. Ces retours à des périodes antérieures de la vie ont été provoqués par l'emploi des moyens physiques de la catégorie des agents esthésiogènes; par l'application d'aimants ou de métaux en différents points du corps, on pouvait facilement faire succéder les unes aux autres, les diverses personnalités qui avaient réellement existé et qui nous étaient inconnues.

Cette observation si intéressante nous a donné

l'idée de rechercher si d'autres malades ne présentaient pas des phénomènes analogues et nous avons, en effet, obtenu, par les mêmes moyens, la confirmation de ce que nous avons pensé. Ainsi une malade qui avait présenté dans le cours de sa vie un état de paralysie particulier, a pu par les métaux être remise dans ce même état, et alors elle se retrouvait à l'époque où elle était ainsi paralysée. De plus, chez un certain nombre d'hypnotiques, nous avons pu par la suggestion, faire revivre des souvenirs absolument éteints en les reportant à une époque quelconque de leur existence.

Ce sont tous ces faits bien différents de ceux déjà connus que nous allons décrire. Nous relaterons incidemment les autres troubles de la personnalité et nous tenterons de donner une explication rationnelle.

Variations

DE

LA PERSONNALITÉ

CHAPITRE PREMIER

PRINCIPAUX ETATS DE PERSONNALITE DE V.. LOUIS

Au mois de mars 1885, entre a l'hôpital de Rochefort un jeune soldat récemment engagé dans l'infanterie de marine. Le jour même de son entree, il tombe dans un état de mal hystérique qui dure plusieurs jours et à la suite duquel il devient hémiplegique et insensible de la moitié droite du corps.

En appliquant un barreau d'acier aimanté sur le bras droit de ce malade pour provoquer un transfert, nous avons été surpris de voir surgir, comme par un coup de théâtre, un personnage nouveau. La paralysie et l'insensibilité avaient disparu du côte droit pour se transporter du côté gauche, mais en même temps une autre transformation s'était produite, non moins saisissante; tout d'un coup les goûts du sujet s'étaient complètement modifies; le caractère, le langage, la physionomie, tout était nouveau. En quelques minutes la transformation est complète. Ce n'est plus le même personnage; la constitution du corps a varié avec les tendances, et les sentiments qui la traduisent. C'est un transfert total. La mémoire s'est modifiée, le sujet ne reconnaît plus ni les lieux où il se trouve, ni les personnes qui l'entourent et avec lesquelles, il y a quelques instants, il échangeait ses idées. Un changement aussi inattendu et aussi radical était bien de nature à nous étonner et à nous faire réfléchir.

Nous avons renouvelé cette application plusieurs fois dans les conditions les plus diverses et le résultat était constant. Le même personnage reparaissait, toujours identique à lui-même. C'était une transformation pour ainsi dire mathématique, toujours la même pour le même agent physique et le même point d'application.

Poursuivant nos recherches, nous n'avons pas tardé à nous apercevoir que d'autres changements se produisaient quand on appliquait l'aimant sur les diverses parties du corps. En même temps nous faisions la remarque que le même état physique était toujours déterminé par le même procéde et que dans tous les cas il entraînait avec lui sa conscience propre.

Engagés dans cette voie, nous devions la poursuivre, d'autant plus que nous venions de reconnaître que le sujet qui s'offrait à notre étude avait dejà fourni l'occasion d'une observation très interessante, à M. Camuset qui l'avait soigne à Bonneval et l'avait considéré comme un cas de double conscience. De plus, nous venions d'apprendre que c'était un évadé de Bicêtre où il avait dû être observe attentivement.

Après plusieurs mois d'une étude minutieuse et pour ainsi dire de tous les instants, nous sommes arrivés à reconstituer à peu près son existence et à dégager en lui plusieurs personnalités bien distinctes pour les aptitudes physiques et intellectuelles. Ce sont ces personnalités que nous désirons faire connaître dans tous leurs détails.

Au mois de juin 1885, ce malade a quitté Rochefort, il a été transferé à l'asile de Lafond (la Rochelle) où M. le docteur Mabille nous a aidés de ses conseils; il nous faisait part des remarques journalières qu'il pouvait faire et signala des faits nouveaux que nous ne manquerons pas de mentionner. C'est dans ces conditions que nous avons observé et étudié les changements provoqués et spontanés de la personnalité que nous allons raconter.

Depuis le mois d'octobre 1886, ce malade est retombé entre les mains de M. J. Voisin. Cet observateur, qui l'avait déjà étudié à Bicêtre, a fait de nouvelles expériences qui ont sensiblement modifié les conclusions tirées de ses premières recherches. Ce cas à été l'objet de notre part d'une communication à la Société medico-psychologique dans la séance de juin 1885, et au Congrès de Nancy, en avril 1886. Certaines publications françaises et étrangères en ont fait mention [1]. Nous avons appele l'attention sur des points qui nous paraissaient nouveaux, mais le moment nous paraît venu de raconter tout au long les faits et d'en déduire quelques conclusions.

I

L'histoire du sujet qui a présenté ces phénomènes si singuliers est déjà connue dans la science. M. Ca-

[1] *Revue philosophique*, octobre 1885 et janvier 1886. — *Archives de neurologie*. — *Journal of mental science*, *Revue psychologique*, par A. Myers. — *Revue de l'hypnotisme*, janvier, février et mars 1887. — *Comptes rendus du Congres de Nancy*, 1886.

muset[1] l'a racontée le premier, et après lui, M. Ribot[2], M. Legrand du Saulle[3], M. P. Richer[4], en ont parlé; M. J. Voisin[5] a fait deux importantes communications sur ce malade.

On nous permettra pour bien faire comprendre les observations que nous avons pu faire, de rappeler ce qui a eté déjà signale par ces différents auteurs, en ajoutant les renseignements nouveaux que nous a donnés ce sujet dans les différents états de personnalité où nous le faisions passer, renseignements trouvés exacts, à la suite d'une enquête minutieuse entreprise auprès de toutes les personnes qu'il nous signalait.

V... Louis, est un jeune homme de vingt-deux ans, engagé par accident dans l'infanterie de marine et soigné comme soldat dans le service de la clinique médicale de l'hôpital de Rochefort.

Né à Paris, rue Jean-Bart, n° 6, le 12 février 1863, de mère hystérique et de père inconnu, il a passe une partie de son enfance à Luysan près de Chartres; sa mère le maltraitait et il était devenu vagabond. Il

[1] Camuset, *Annales medico-psychologiques*, janvier, 1882

[2] Ribot, *Les Maladies de la personnalite*, p. 82.

[3] Legrand du Saulle, *Les Hysteriques*, p. 279, Paris, 1883.

[4] P. Richer, *Etude clinique de l'hystero-epilepsie*. 2e édition

[5] J. Voisin, *Archives de neurologie*, septembre 1885, p. 212.

paraît avoir eu dès son bas âge des crises d'hystérie accusées par des crachements de sang et des paralysies passagères. Le 23 octobre 1871, il est condamné pour vol domestique à la détention dans une maison de correction jusqu'à l'âge de dix-huit ans. Il est envoyé à la colonie des Douaires, puis dirigé sur la colonie agricole de Saint-Urbain (Haute-Marne) où il reste du 27 septembre 1873 au 22 mars 1880. Occupé plusieurs années de travaux agricoles, il reçoit en même temps l'instruction primaire dont il profite très bien, car il est docile et intelligent. Un jour, étant occupé dans une vigne à ramasser des sarments, une vipère s'enroule autour de son bras gauche, sans le mordre. Il en eut une frayeur extrême et le soir. rentré à la colonie, il perdit connaissance et eut des crises. Les attaques se renouvelèrent; il survint enfin un paralysie des membres inférieurs, l'intelligence restant intacte. Les renseignements que nous venons de prendre tout récemment auprès de M. Pasquier, directeur de la colonie de Saint-Urbain, nous ont apppris que V... a présenté de violentes convulsions qui ont occasionné la paralysie des jambes et l'ont empêché de marcher pendant trois ans; il refusait alors tout travail; il a présenté aussi quelques phénomènes particuliers relatifs à la mémoire, mais il se rappelait son enfance.

En mars 1880, il fut transfere à l'asile de Bonneval (Eure-et-Loir). Là, on constate que le malade a la physionomie ouverte et sympathique, que son caractère est doux, qu'il se montre reconnaissant des soins qu'on a pour lui. Il raconte l'histoire de sa vie avec les détails les plus circonstanciés, même ses vols qu'il déplore, dont il est honteux; il s'en prend à son abandon, à ses camarades qui l'entraînaient au mal. Il regrette fort ce passé et affirme qu'à l'avenir il sera plus honnête. Il sait lire, ecrire à peu près. On se décide à lui apprendre un etat compatible avec sa paraplégie, son infirmité. On le porte tous les matins à l'atelier des tailleurs; on l'installe sur une table où il prend naturellement la posture classique, grâce à la position de ses membres inférieurs paralysés et contracturés. Au bout de deux mois, V... sait coudre assez bien; il travaille avec zèle, on est satisfait de ses progrès. Un jour, il est pris d'une crise qui dure cinquante heures, à la suite de laquelle il n'est plus paralysé. Au réveil, V... veut se lever. Il demande ses habits, et il réussit à se vêtir, tout en étant fort maladroit; puis il fait quelques pas dans la salle; la paralysie des jambes a disparu.

Une fois habillé, il demande à aller avec ses camarades aux travaux de culture. On s'aperçoit vite que ce sujet se croit encore à Saint-Urbain, et veut reprendre ses occcupations habituelles. En effet, il n'a aucun souvenir de sa crise et il ne reconnaît personne, pas plus le médecin et les infirmiers que ses camarades du dortoir. Il n'admet pas avoir éte paralysé et dit qu'on se moque de lui. On pense à un état vésanique passager très supposable après une forte attaque hystérique, mais le temps s'écoule et la mémoire ne revient pas. V... se rappelle bien qu'il a été envoyé à Saint-Urbain, il sait que l'*autre jour*, il a eu peur d'un serpent, mais à partir de ce moment il y a une lacune. Il ne se rappelle plus rien. Il n'a pas même le sentiment du temps écoulé.

Naturellement on pense à une simulation, à un tour d'hystérique, et on emploie tous les moyens pour le mettre en contradiction avec lui-même, mais sans jamais y parvenir. Ainsi on le fait conduire sans le prévenir à l'atelier des tailleurs. On marche à côté de lui, en ayant soin de ne pas l'influencer. Quant à la direction à suivre, V... ne sait pas où il va. Arrivé à l'atelier, il a tout l'air d'ignorer l'endroit où il se trouve et il affirme qu'il y vient pour la première fois. On lui montre les vêtements dont il a fait les grosses coutures alors qu'il était paralysé; il rit, a l'air de douter, mais enfin il se résigne à croire.

Après un mois d'expériences, d'observations, d'épreuves de toutes sortes, on reste convaincu que

V... ne se souvient de rien. Le caractère s'est aussi modifié. Ce n'est plus le même sujet, il est devenu querelleur, gourmand et il répond impoliment. Il n'aimait pas le vin et donnait le plus souvent sa ration à ses camarades, maintenant il vole la leur. Quand on lui dit qu'il a volé autrefois, mais qu'il ne devrait pas recommencer, il devient arrogant : « S'il a volé, il l'a payé puisqu'on la mis en prison. » On l'occupe au jardin. Un jour, il s'evade emportant des effets et soixante francs à un infirmier. Il est rattrapé à cinq lieues de Bonneval au moment où, après avoir vendu ses vêtements pour en acheter d'autres, il s'apprête à prendre le chemin de fer pour Paris. Il ne se laisse pas arrêter facilement; il frappe et mord les gardiens envoyés à sa recherche. Ramené à l'asile, il devient furieux, il crie, se roule à terre. Il faut le mettre en cellule.

Pendant le reste de son séjour à Bonneval, il continue à présenter quelques manifestations névrosiques, attaques convulsives, anesthésies et contractures passagères. Il sort de cet asile le 24 juin 1881 ; il parait guéri.

Il passe quelque temps à Chartres chez sa mère, puis on l'envoie aux environs de Mâcon, chez un grand propriétaire agricole. Il tombe malade, reste un mois à l'Hôtel-Dieu de Mâcon et est transféré à l'asile Saint-Georges près de Bourg (Ain), le 9 septembre 1881.

M. Lacuire, médecin en chef de l'asile Saint-Georges, qui a traité ce malade pendant dix-huit mois, a bien voulu nous fournir quelques renseignements sur lui. Ses antécédents lui étaient inconnus ; il présentait des crises qui n'avaient aucune régularité, souvent très fortes, parfois légères, d'autres fois survenant par séries ; il insiste toujours sur le côté moral du sujet qui tantôt était exalté comme un paralytique général, tantôt presque stupide et imbecile. Dans certains cas, il n'a reculé devant aucune responsabilité, obéissant à ses instincts et à ses impulsions les plus dangereuses, sachant habilement les couvrir de sa qualité de fou dont il se parait et de son irresponsabilité materielle par le fait de son internement dans un asile d'alienés. V... est sorti de Saint-Georges, le 28 avril 1883, amélioré et muni d'un pecule pour rentrer dans son pays.

Il arrive à Paris, nous ne savons encore comment; il est admis successivement dans plusieurs services, en dernier lieu à Sainte-Anne et enfin à Bicêtre où il entre le 31 août 1883 dans le service de M. J. Voisin qui le reconnaît comme étant le sujet de M. Camuset, sans savoir ce qu'il était devenu entre Bonneval et Bicêtre.

Du mois d'août 1883 au mois de janvier 1884, ses attaques sont rares et observées seulement par les surveillants. Le 17 janvier 1884, nouvelle attaque très violente qui se répète les jours suivants avec accès de thoracalgie et alternatives de paralysies et de contractures du côté gauche et du côté droit. Le 17 avril, à la suite d'une crise legère, la contracture du côté droit a disparu. Il s'est endormi, le corps plié, les mains derriere la tête et a tranquillement sommeillé. Le matin, il se réveille et demande ses habits à l'infirmier. Il veut aller travailler. Il s'étonne que ses vêtemements ne soient pas au pied de son lit; il croit qu'on vient de les lui cacher par plaisanterie. Il se croit au 26 janvier (jour d'apparition de sa contracture). On l'amène auprès du chef de service. Il reste éhahi quand on lui fait remarquer que les feuilles sont aux arbres, que le calendrier marque 17 avril, que le personnel du service est modifie. L'élocution est normale. Il ne se souvient pas d'avoir été contracturé du côté droit. Il est faible sur ses jambes et se dandine en voulant se tenir debout. La pression dynamométrique de la main droite est plus faible que celle de la main gauche. L'hemianesthésie sensitivo-sensorielle persiste.

Les mois suivants, il est calme et se promène dans la section. Le 10 juin, le malade a une série de crises et à leur suite la contracture du côté droit est revenue. Il est resté plusieurs jours au lit, dans l'état où il était, du mois de janvier au mois d'avril. Il se croyait au 17 avril. Il parlait impersonnellement comme alors. Le lendemain la contracture avait disparu et le sujet était revenu à son état primitif.

Pendant les six derniers mois de l'année 1884, V... n'a présenté aucun phénomène nouveau. Son caractère est modifié. Il était doux pendant la période de contracture; en dehors de ces périodes il est indiscipliné, taquin, voleur. Il travaille irregulièrement. Les attaques sont toujours assez frequentes. La contracture ne reparaît pas une seule fois, mais l'hémianesthésie conserve son caractère de stigmate indélébile. V... garde quelques idées délirantes. Le 2 janvier 1885, après une scène de somnambulisme provoqué suivie d'une attaque, il s'évade de Bicêtre en volant des effets d'habillement et de l'argent à un infirmier, comme lors de son évasion de Bonneval.

Il reste plusieurs semaines à Paris, en compagnie d'un ancien compagnon d'asile dont il avait fait la rencontre. Le 29 janvier 1885, il se fait engager dans l'infanterie de marine et arrive à Rochefort le 31 janvier. Pendant son séjour à la caserne il commet des vols. Envoyé devant le conseil de guerre, une ordonnance de non-lieu est prononcée le 23 mars 1885 et, le 27 mars, il entre à l'hôpital (en observation). Dès son entrée, il est pris d'une série d'attaques d'hystéro-épilepsie. Le 30 mars, il présente une contracture de tout le côté droit, qui se dissipe au bout de deux jours, mais il reste paralysé et insensible de toute la moitié droite du corps.

II

Dans cet etat, tel qu'il s'est montré tout d'abord à nous dès que nous avons pu l'examiner, aux premiers jours d'avril 1885, ce sujet est hémiplégique et insensible à droite (fig. 1). Il peut cependant marcher en traînant la jambe droite ; le bras est absolument inerte, sans contracture, la main toujours soutenue dans la ceinture du pantalon. La contractilité musculaire est parfaitement conservée. Les courants faradiques font contracter énergiquement les muscles, aussi bien appliqués sur les muscles eux-mêmes que sur les troncs nerveux. La force musculaire mesurée au dynamomètre est de o du côté droit et de 36 kilogrammes du côté gauche. Au mois d'août, la paralysie avait progressiment diminue, la jambe etait devenue libre de tout mouvement, le bras est resté plus longtemps paralysé; cependant le dynanomètre marquait à la main droite 5 kilogrammes et à la main gauche 36 kilogrammes.

L'hémianesthésie est absolue de tout le côté droit. La sensibilité tactile est complètement abolie jusqu'à la ligne médiane du corps, sur les muqueuses extérieures comme sur la peau, et en même temps tous les autres modes de sensibilité, douleur, température, électricité faradique. Cependant la sensibilité à l'or est aussi grande à droite qu'à gauche, excepté dans les premiers jours qui ont suivi la contracture où elle était moindre à droite; le contact d'une pièce d'or, assez douloureux, pouvait être supporté. Les sens spéciaux sont abolis à droite; la moitié de la langue, la narine droite, ne perçoivent ni goût, ni odeur. L'œil droit a une acuité très faible et le sens des couleurs présente de notables aberrations; il ne peut lire, il n'entrevoit qu'un brouillard gris, il a cependant conscience de la perception de la couleur rouge.

Dans l'hypochondre gauche existe une zone hyperesthésiée et hystérogène. La compression du testicule gauche arrête instantanément l'attaque de convulsions hystériques.

V... a le caractère d'une mobilité excessive, doux mais facilement irritable. Il est violent et arrogant

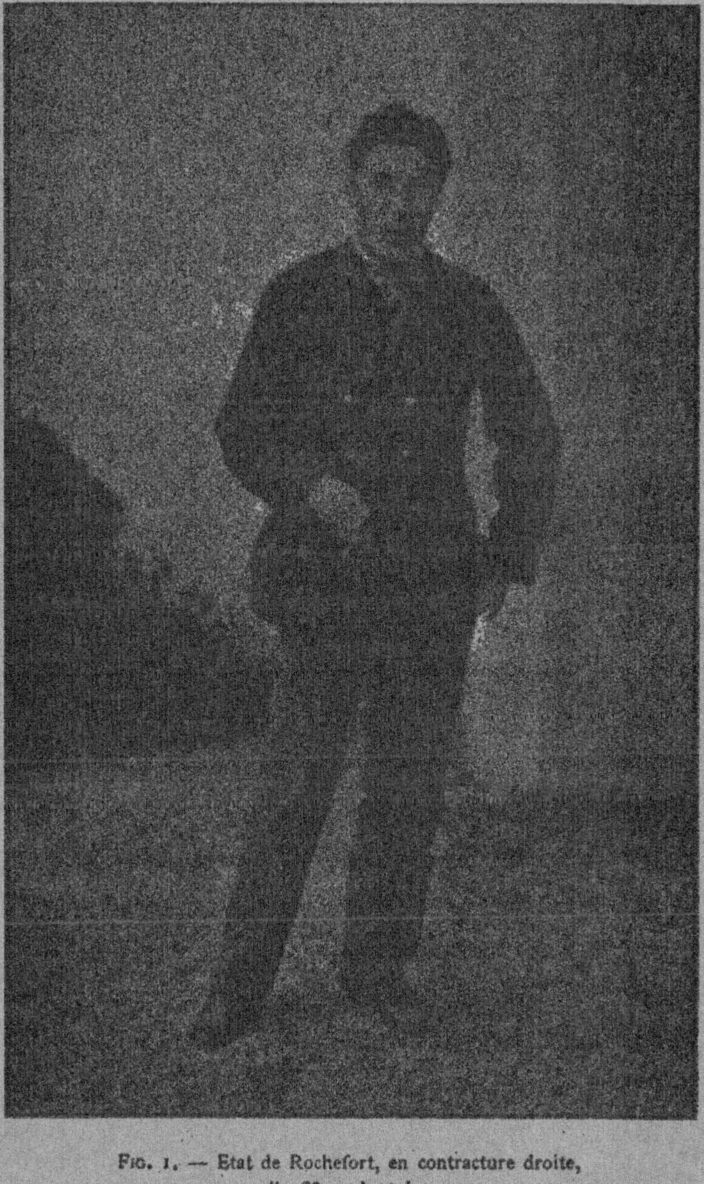

FIG. 1. — État de Rochefort, en contracture droite,
20 avril 1885 ; vingt-deux ans.

D'après une photographie de M. GODEFROY, photographe à Rochefort.

dans ses paroles, sa physionomie et son attitude. Il est bavard, son langage est grossier; il tutoie tout le monde et donne à chacun un surnom irrévérencieux; il fume du matin au soir et obsède chacun de ses demandes indiscrètes de tabac ou d'argent. La parole au début était embarrassée, la prononciation défectueuse ne permettait guère d'entendre que la terminaison des mots, comme chez l'enfant qui apprend à parler. Il savait lire, mais ce vice de prononciation rendait inintelligible la lecture à haute voix; il ne pouvait écrire, la main droite étant paralysée. A mesure que la paralysie s'est modifiée et surtout à partir du moment où le bras droit a pu exécuter quelques mouvements, on a vu une transformation lente, mais progressive, dans le caractère, le langage et les sentiments affectifs ; il est devenu plus réservé, la parole était plus correcte et la lecture à haute voix plus intelligible, enfin peu à peu il se servait de sa main droite pour écrire.

Les sentiments affectifs sont développes. Il est très affectueux pour les personnes qui s'intéressent à lui; mais à la moindre contrariété, il ne peut se tenir de les injurier, cherche même à les frapper ; ce sont de véritables accès de manie hystérique.

Il se met en colère pour le moindre motif et parle alors très haut d'un ton impératif. Si on le punit, il pleure et demande pardon comme un enfant. Quand il est contrarié, il veut se suicider, mais il a soin de prévenir et annonce qu'à telle heure il sera mort, si on ne lui donne pas satisfaction; il indique le moyen dont il doit faire usage et fait voir la corde qu'il a préparée. Il avale des épingles et pile du verre pour le manger; il se fait des déchirures au front et au visage. Il a conscience de ces mouvements de mauvaise humeur et en témoigne du repentir, tout en déclarant qu'il lui est impossible de les maîtriser.

Son raisonnement est parfois assez juste sur les personnes et sur les choses, se tenant au courant de tous les événements du jour, grands et petits; il affiche les idées les plus antireligieuses et ultra-radicales en politique. Il déraisonne sur certains points. Incapable d'aucune discipline, il veut tuer tout supérieur ou même toute personne qui voudrait exiger de lui une marque de respect. Il a à sa disposition des théories commodes pour expliquer ses actes délictueux. Il a commis plusieurs vols, il les avoue, mais les explique en disant que les objets voles appartenaient à tout le monde ou bïen encore que c'est une vengeance. S'il ne peut évoquer un motif plausible, il emploie le mensonge et nie le délit dont il est l'auteur; une montre disparaît, on la trouve dans sa poche, mais il ne sait comment elle se trouve sur lui.

Sa mémoire est très précise pour toutes les actualités; il recite des colonnes entières de journal. Son souvenir dans le temps est bornée à sa présence actuelle à Rochefort, à son séjour à Bicêtre et à la deuxième partie de son séjour à Bonneval, mais les faits qui se rapportent à ces périodes assez restreintes de son existence sont bien présents à son esprit. Il ne sait comment il a été transporte à Bonneval; il croit qu'il y est venu tout enfant. Si on lui dit qu'il a appris le métier de tailleur, quand il était paralyse des deux jambes, il répond qu'on se moque de lui; il n'a jamais été paralysé des deux jambes, jamais il n'a appris à coudre, et en effet, il ne sait pas tenir une aiguille en main. A Bonneval, on l'a toujours employé aux travaux du jardin; du reste, il passait son temps à fumer des cigares. Il se rappelle parfaitement avoir volé soixante francs et des effets à un infirmier, s'être évadé et avoir été ramené à l'asile. M. Camuset qui l'a soigné et qui lui portait beaucoup d'intérêt est resté bien gravé dans sa mémoire. M. Corthyl, directeur de l'établissement, est aussi présent à son esprit.

De Bonneval, il se trouve à Bicêtre, sans pouvoir dire ni pourquoi ni comment, ayant oublié toutes les étapes intermédiaires. Il donne des renseignements très complets sur Bicêtre, il parle souvent des médecins qui le soignaient, de M. J. Voisin et de M. Bourneville, ainsi que de M. Besançon qui lui a fait quelquefois des misères. On l'avait d'abord placé salle Cabanis, mais plus tard il a occupe une chambre isolée; sa grande occupation était de soigner les lapins.

Il connaît très bien Paris et il parle de tout avec précision en donnant des détails sur chaque point. Il raconte son évasion de Bicêtre, sa vie à Paris, pendant trois semaines, en compagnie d'un ancien pensionnaire de l'asile dont il avait fait la rencontre, mais il est incapable de dire comment il s'est procuré les pièces nécesssaires pour s'engager.

Tout ce qu'il a fait au régiment pendant les deux mois où il a eté soldat est présent à sa mémoire; il sortait quelquefois de la caserne et allait même se promener a la Rochelle et à Saintes.

Ainsi, la mémoire, très precise pour les moindres détails actuels ou récents, est très bornée dans le temps. Impossible de reporter son souvenir au delà de sa présence actuelle à Rochefort, et d'une partie de son séjour à Bicêtre, au service de M. J. Voisin. Toutefois il a conservé la mémoire de la deuxième partie de son séjour à Bonneval, alors qu'on l'employait au jardinage ou qu'il ne faisait rien. Entre Bonneval et Bicêtre s'étend une grande lacune de la mémoire. D'autre part, sa naissance, son enfance, son séjour à

Saint-Urbain, le métier de tailleur qu'il a appris à son arrivée à Bonneval, lui sont totalement étrangers.

Il ne connaît ni Bourg, ni Mâcon; c'est à peine s'il a conservé une vague notion de Chartres.

On voit que dans l'état de paralysie avec insensibilité du côté droit qu'il a présenté dès qu'il a pu être examiné quelques jours après son arrivée à l'hôpital, il ne connaît de sa vie que la deuxième partie de son séjour à Bonneval, une partie de son séjour à Bicêtre, et enfin son séjour à Rochefort où il se trouve.

III

En presence de cette paralysie dont la nature hystérique n'était pas douteuse, le premier soin qui s'imposait était d'essayer l'action des métaux et de l'aimant. On applique sur le bras droit paralysé un barreau d'acier aimanté. Quelques secondes à peine après l'application, on constate que la respiration est gênee, les inspirations très fréquentes, et bientôt il existe une véritable polypnée. La physionomie change, le malade a l'air anxieux, il ne répond plus aux questions qu'on lui adresse. En même temps il se produit des mouvements dans la face et les membres paralysés. Au bout de quelques minutes, les inspirations deviennent plus profondes, la physionomie est plus calme, enfin une grande inspiration avec bruit pharyngien, comme s'il y avait un véritable déclanchement, annonce que le transfert est terminé (fig. 2).

Mouvement, sensibilité dans ses divers modes, tout a passé de gauche a droite avec la symétrie ordinaire, mais en plus il existe une paralysie de la face. Le malade se sert aisément de la jambe et du bras droits, il est complètement sensible de ce même côté, tandis que le côté gauche est devenu inactif de toute manière. Avant le transfert, le côté droit ne donnait rien au dynanometre, et le côté gauche 36 kilogrammes; depuis le transfert, le côté droit a récupéré exactement les 36 kilogrammes qu'a perdus le côté gauche. Il voit et entend du côté droit; la diminution de l'acuité visuelle, la dyschromatopsie se sont fixées sur l'œil gauche, la couleur rouge persiste la derniere du côté gauche et le bleu disparaît un peu avant. La zone hystérogène, l'arrêt de l'attaque convulsive par la pression du testicule, sont passés de gauche à droite.

En même temps, une autre transformation s'est

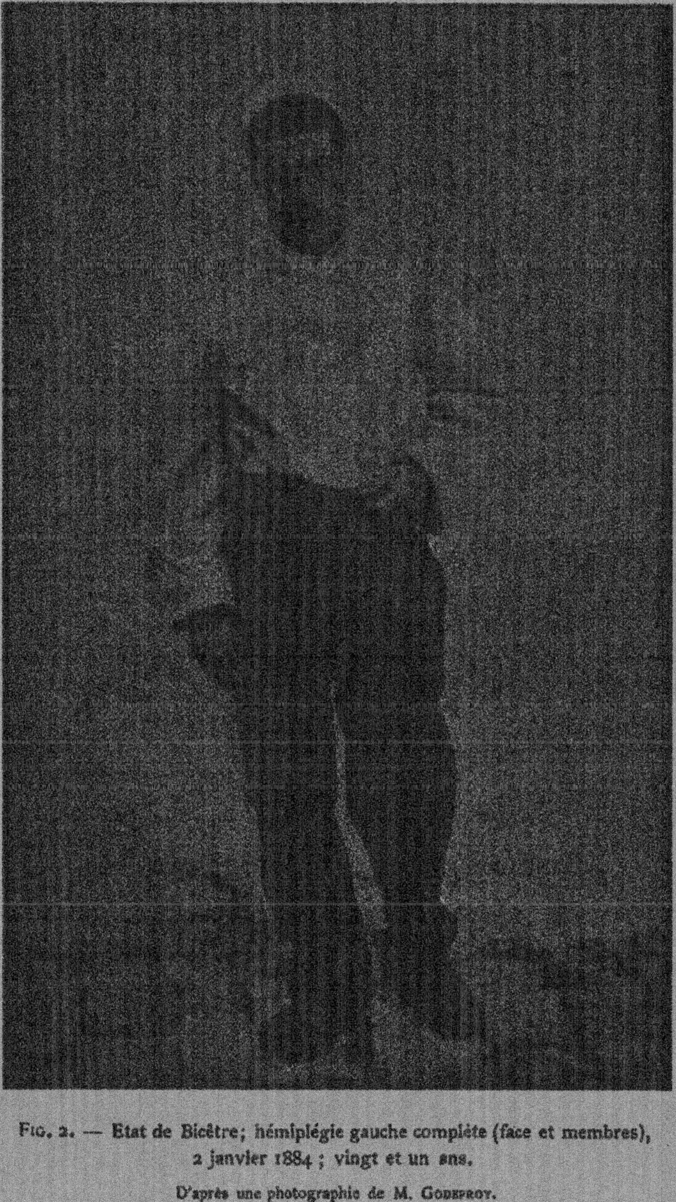

Fig. 2. — Etat de Bicêtre; hémiplégie gauche complète (face et membres), 2 janvier 1884 ; vingt et un ans.

D'après une photographie de M. Godefroy.

produite, bien plus surprenante. Tout d'un coup, les goûts du sujet se sont complètement modifiés : le caractère, le langage, la physionomie, tout est nouveau. Le sujet est reservé dans sa tenue. Il n'aime plus le lait; c'est cependant le seul aliment qu'il prenne habituellement L'expression de sa physionomie est devenue plus douce, presque timide; le langage est correct et poli. Le malade tout à l'heure si arrogant est maintenant d'une politesse remarquable, ne tutoie plus personne et appelle chacun « Monsieur ». Il fume, mais sans passion. Il n'a pas d'opinion, ni en politique ni en religion, et ces questions, semble-t-il dire, ne regardent pas un ignorant comme lui. Il se montre respectueux et discipliné. La parole est beaucoup plus nette qu'avant le transfert. la lecture à haute voix est remarquablement claire, la prononciation est bien distincte, il lit parfaitement et écrit passablement Ce n'est plus le même personnage.

Mieux encore! il ne reconnaît plus les lieux où il se trouve. Si on essaye de continuer la conversation qu'on avait avec lui dix minutes auparavant, avant le transfert, il ne sait de quoi on lui parle.

Il est à Bicêtre, il a vu hier M. J. Voisin, il attend sa visite. Il prétend être à la salle Cabanis; son lit, dit-il, est celui qui porte le numéro 11. Invité à montrer ce lit, il est tout étonné, en entrant dans la salle, de ne pas le reconnaître : « Ce n'est pas la salle Cabanis et je ne suis jamais venu ici. » Il ne reconnaît pas davantage les médecins du service. On lui présente le malade avec lequel il se promène le plus souvent ; il ne l'a, dit-il, jamais vu. Il se croit au 2 janvier 1884, il est âgé de vingt et un ans. Il ignore complètement les événements qui se sont passés depuis cette époque. Il n'est jamais venu à Rochefort, n'a jamais entendu parler de l'infanterie de marine, ni de la guerre du Tonkin, qui était alors l'evenement important. En evoquant ses souvenirs antérieurs, il raconte qu'avant d'entrer à Bicêtre, il a fait un séjour à Sainte-Anne. Son passage à Saint-Anne n'a pu être encore vérifié; il est probable cependant qu'il y a été admis, car c'est l'asile d'observation. Il s'imagine qu'il était tout enfant quand il est entré dans cet asile. Au delà, dans sa vie, il ne voit rien. Aucun souvenir ne subsiste, aucune notion de Bourg, de Mâcon, de Bonneval, de Saint-Urbain et de Chartres. On lui a dit seulement qu'il était né à Paris, que sa mère habitait Chartres et qu'il avait un demi-frère âgé maintenant de quatorze ans.

Ainsi dans ce deuxieme état d'hémiplégie avec hémianesthésie gauche complète, son souvenir ne porte que sur une période de son séjour à Bicêtre et à Sainte-Anne, quand il se trouvait dans un état physique correspondant à celui qu'il affecte en ce moment.

IV

L'application sur le bras droit, soit d'un aimant à distance, soit d'un flacon de chlorure d'or ou de nitrate acide de mercure determine un *troisième etat* sensiblement analogue au precédent (fig. 3).

Quand on emploie l'aimant, on l'applique sur le bras droit, sans prolonger le contact, ou même il suffit de le placer à une petite distance du bras; le transfert commence par une accelération de la respiration avec des mouvements dans le bras et la jambe du côté droit. Une grande inspiration annonce que le transfert est terminé.

Le chlorure d'or a éte employe, parce que le sujet très sensible à l'or ne pouvait supporter le contact d'une pièce d'or. Ce compose est contenu dans un flacon de verre qui est appliqué sur le bras paralysé; après quelques minutes, on remarque des mouvements dans la main et les doigts, par intervalles. Le sujet manifeste de la douleur, mais assez passagère pour ne pas forcer à interrompre. La respiration est accélérée et entrecoupée. Au bout de dix minutes, le transfert est complet; une grande inspiration indique encore que l'action est terminée.

Le nitrate acide de mercure a été essayé par la raison que le malade est aussi sensible au mercure qu'à l'or. Un flacon contenant du nitrate acide de mercure appliqué sur le bras droit determine de violentes contractions du bras et de la jambe, avec sensation douloureuse. La respiration est legèrement accélérée et après une grande inspiration le transfert est achevé.

Ces differents procedés ont déterminé le même état physique et psychique, avec cette différence toutefois, que par le chlorure d'or, le sujet se reveille à Bourg, au lieu de se réveiller à Mâcon; mais les modifications somatiques et intellectuelles sont très légères. C'est toujours la même période de son existence.

Le transfert opéré, l'état physique est absolument inverse, mais symétrique du premier état ou état ordinaire, pour le mouvement comme pour la sensibilite, la zone hysterogène et les points d'arrêt de l'attaque. La force dynamométrique est de o à gauche et de 36 kilogrammes à droite. La manière d'être et les goûts sont semblables à l'état précédent.

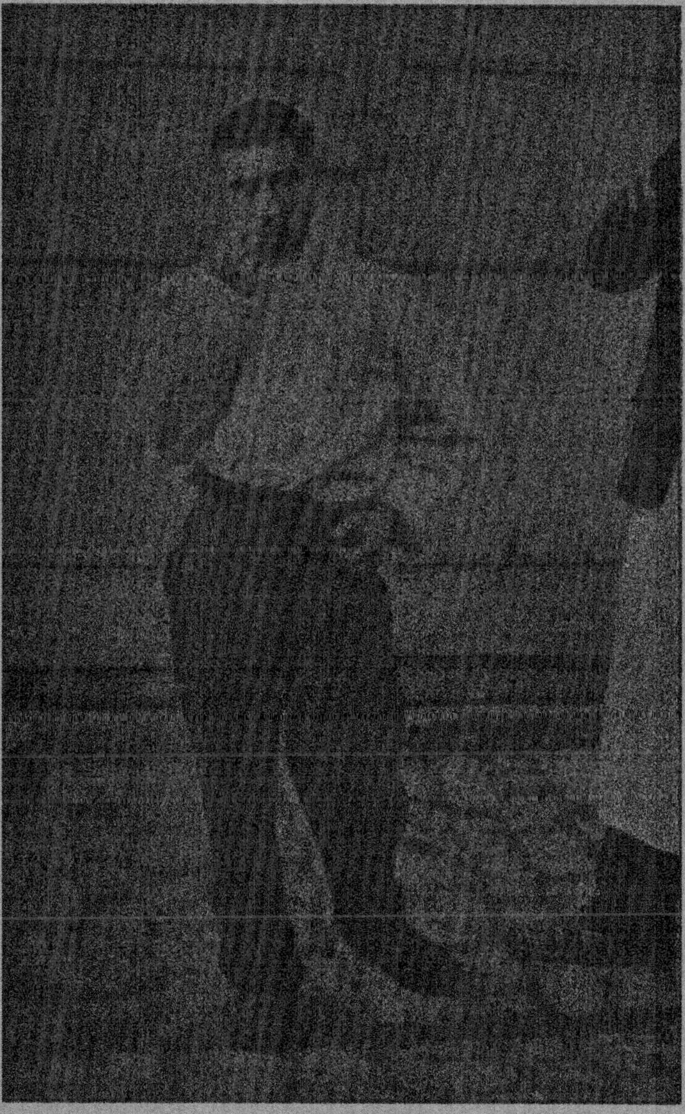

FIG. 3. — Etat de Mâcon; hémiplégie gauche (membres seuls); dix-neuf ans.

D'après une photographie de M. GODEFROY.

La seule différence réside dans l'hémiplégie faciale qui ne se rencontre plus ici. La physionomie est douce, la parole n'est pas embarrassée.

Quant à la mémoire, elle se trouve bornée à une époque antérieure et varie un peu suivant qu'il se réveille à Mâcon ou à Bourg.

Dans l'état de Mâcon il croit être à Senozan, aux environs de Mâcon, au mois d'octobre 1881; il a dix-huit ans et demi, il venait de Chartres où il avait vu sa mère chez laquelle il était reste pendant un mois. Il ne sait pas d'où il venait, ne connaît ni Bonneval, ni Saint-Urbain et ignore tous les faits de son enfance. Il ne sait pas où il est né. mais il s'informera à son maître qui a ses papiers. Nous lui demandons où il a appris à lire; il réfléchit un instant et ne peut nous renseigner. « *Je suis un peu trouble en ce moment, je trouve extraordinaire de ne pas savoir où j'ai appris à lire.* » Il habite avec un de ses camarades dont il cite le nom. Il travaille la vigne, se sert surtout de la main droite et ne peut guère travailler avec la main gauche; sa jambe gauche est un peu plus faible que l'autre. La nourriture ordinaire se compose de soupe grasse et de lard, c'est ce qu'il a mangé encore aujourd'hui. On lui donne la composition du repas qu'il a fait en réalite et il refuse d'y croire. On lui fait voir le lait qu'il a à sa disposition et on l'invite à en boire. Il refuse d'abord en disant qu'il ne veut pas en priver la personne à qui il appartient; après en avoir goûté il ajoute : « *Cela ne vaut pas le petit vin du Mâconnais.* » Il est très étonné de se trouver dans cette chambre; on lui dit qu'il a été malade et qu'il s'est trouvé transporté à Rochefort sans en avoir eu connaissance. Il trouve cette raison étrange, car il a travaillé toute la journée.

Dans l'état de Bourg, il se réveille à l'asile Saint-Georges en août 1882; il a dix-neuf ans. L'état physique est très analogue à celui de Mâcon. Le caractère, les facultés affectives, le langage, la physionomie, les goûts, sont aussi à peu près semblables. La mémoire est un peu plus étendue. Il vient de Chartres, chez sa mère, d'où il a été envoyé à Mâcon chez un grand propriétaire de vignobles où il était employé à la culture. Tombé malade à plusieurs reprises, il a été traité à l'hôpital de Mâcon puis à l'asile de Bourg où il se trouve, soigné par M. Lacuire. Au point de vue des événements contemporains, il sait que la France est en guerre avec la Tunisie [1]. Tout ce qui précède tout ce qui suit cette courte période de sa vie lui est totalement étranger.

[1] La guerre de Tunisie était en réalité terminée depuis plusieurs annees.

V

Un *quatrième état,* tout spécial celui-ci, est obtenu par l'application de l'aimant sur la nuque. La respiration s'accélère, le sujet reste immobile, les yeux fixes; on constate un léger tremblement des lèvres, puis un certain mouvement de mâchonnement et de déglution, enfin bâillement et réveil (fig. 4).

La paralysie des deux jambes est complète avec contracture en extension. La perte de sensibilité est étendue sur toute la partie inférieure du corps. Toute la partie supérieure jouit de la sensibilité et du mouvement. La force musculaire est égale dans les deux membres supérieurs; l'essai dynamométrique donne à droite 21 et à gauche 25. L'or, qui dans les autres états ne pouvait être toléré, ne détermine plus de douleur aux bras. Certaines régions sont devenues douloureuses ; la zone hystérogène de l'hypochondre droit, est transportée dans l'aine droite. La pression sur un point quelconque de la partie supérieure du corps ne détermine rien; il est impossible de produire la léthargie, ni la catalepsie, ni le somnambulisme. La physionomie est triste, les yeux sont baissés, il n'ose regarder autour de lui; il est poli et même timide. La prononciation est nette, mais son langage est incorrect, impersonnel et enfantin. On lui présente un livre, il épelle les lettres et les syllabes comme s'il commençait à apprendre à lire. Il déchiffre à peine les lettres capitales et ne peut epeler les petites. C'est à Saint-Urbain qu'on a commencé à lui apprendre les lettres; ici on le fait lire trois fois par semaine. Il ne sait ni écrire, ni compter. Un jour il tombe spontanément en somnambulisme et on s'aperçoit qu'il parle très mal. « *Je veux être avec lui. Où c'est qu'il est parti, Fougereau? Y faut lui ecrire; c'est bien loin d'ici ça, Châtellerault?* » Il voit également des deux yeux et entend bien distinctement des deux oreilles. Il se croit à Bonneval; il vient de voir M. Corthyl, M. Camuset et d'autres personnes de cet asile. Son occupation ordinaire est le travail à l'atelier des tailleurs; il coud en homme du métier et fait un sac avec adresse. Son intelligence est très obtuse, ses connaissances générales sont nulles : c'est à peine s'il connaît son âge et encore il se trompe, puisqu'il accuse quinze ans, quand en réalité il en devrait compter dix-sept. Sa mémoire confuse ne sait rien des personnages ni des événements de cette époque. Il ne connaît que deux endroits : Bonneval

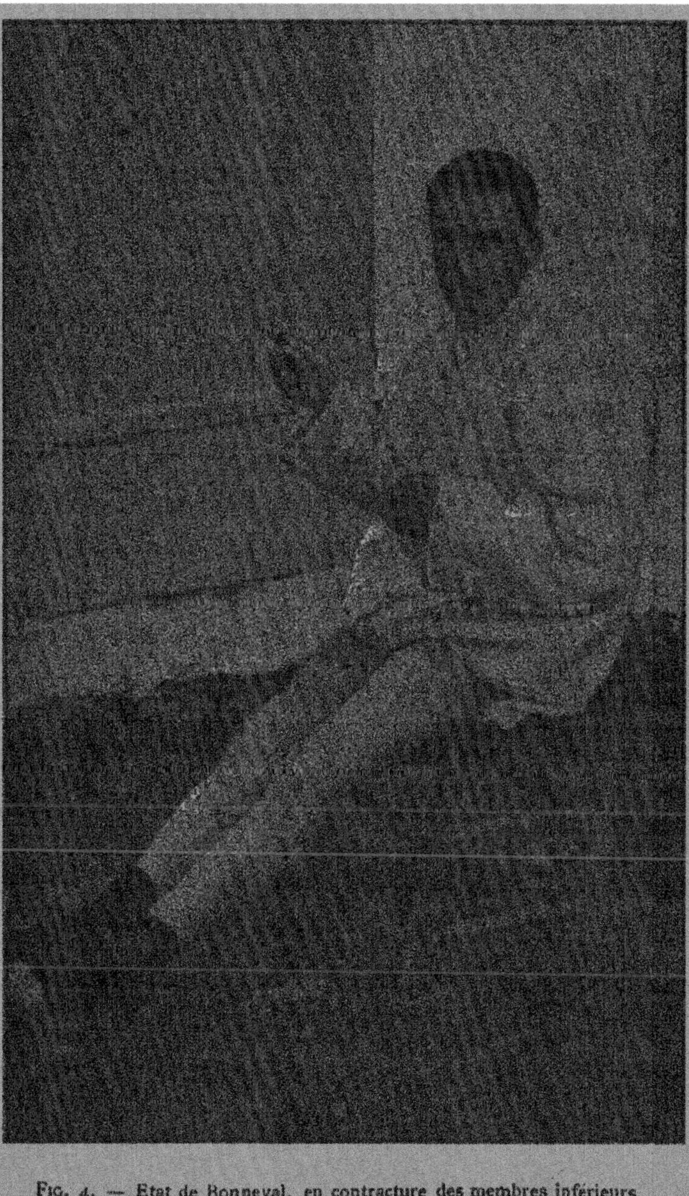

Fig. 4. — Etat de Bonneval, en contracture des membres inférieurs, mai 1880; dix-sept ans.

D'après une photographie de M. Godefroy.

où il se trouve et Saint-Urbain d'où il vient. A Saint-Urbain, il ne faisait rien, il ne travaillait pas, il restait couché et n'a pu marcher pendant tout le temps de son séjour; il se rappelle avoir vu une vipère qui lui a fait peur, qui l'a rendu malade. Toute la partie antérieure de sa vie, de sa naissance à l'accident de la vipère qui a causé sa maladie, il l'ignore. Tout ce qui a suivi l'attaque et le changement spontané d'état à Bonneval lui est absolument inconnu. Il n'a aucune notion de Chartres, de Mâcon, de Bourg, de Bicêtre ni de Rochefort. Il ne reconnaît point le lieu où il se trouve et n'a jamais vu ceux qui l'entourent.

Cet état de conscience correspond donc exactement à la période assez limitée de son existence, pendant laquelle il a été paralysé des deux jambes.

VI

Ces changements sont déjà bien saisissants, puisque, au gré de l'expérimentateur, la conscience et la paralysie se modifient d'une façon absolue et concordante; mais dans les états precédents il ne se produit qu'un simple déplacement de la paralysie, coincidant avec une memoire partielle. Espérant alors rendre à notre sujet l'activité de son cerveau au grand complet, nous avons cherché à faire disparaître toute paralysie.

Après quelques tentatives infructueuses par des procedés variés, nous essayons le bain électrique, et le succès dépasse nos prévisions. En effet, en le plaçant sur le tabouret électrique, les mains appliquées sur les cylindres de la machine statique, le sujet fait de grandes inspirations et on voit des mouvements se produire des deux côtés. Il trépigne sur le tabouret, reste un moment immobile, la respiration presque suspendue, puis subitement les yeux se ferment, on entend un bruit pharyngien terminant une inspiration profonde (fig. 5). Dès lors, le malade paraît debarrassé de toute infirmité physique. Toute paralysie du mouvement et de la sensibilité dans tous les modes s'évanouit subitement sous nos yeux, en même temps que la mémoire se transporte à une époque plus reculée de la vie, et dont le sujet n'a pas conscience à son état ordinaire. V... se réveille à Saint-Urbain, le 23 mars 1877; il n'a que quatorze ans, il jouit de toutes ses facultés; il ne se rappelle pas avoir été malade.

Sa voix, son attitude, sa physionomie, sont celles d'un enfant convenable. Il raconte l'histoire de son

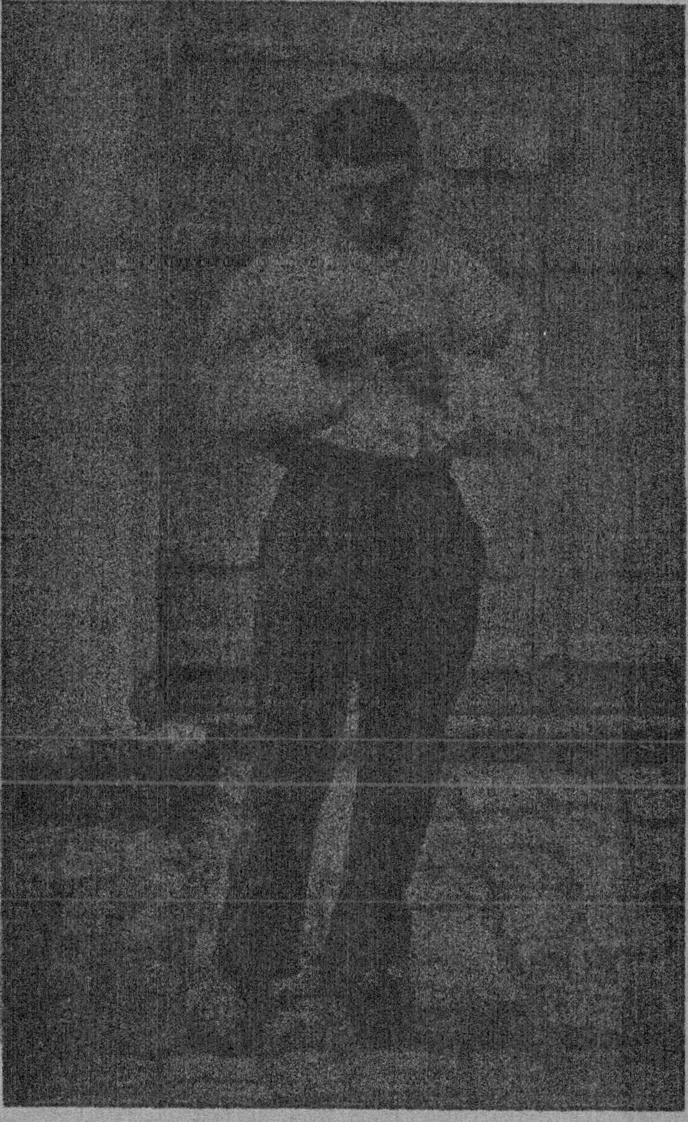

Fig. 5. — Etat de Saint-Urbain, au moment de l'accident de la vipère, mars 1877 ; quatorze ans.

D'après une photographie de M. Godefroy.

enfance, ses occupations ordinaires à la colonie agricole. Tout ce qui suit la date où il se trouve reporté lui est complètement étranger.

Dans cette dernière épreuve, un agent physique, l'électricité, a restitué au système nerveux, l'intégrité de ses facultés motrices et sensibles, et du même coup a transporté la conscience à cette époque très éloignée de la vie, où cette intégrité du mouvement et du sentiment n'avait encore été que fort peu atteinte par la maladie.

Un jour on lui fait prendre un bain dans une piscine, avec l'idée d'étudier sur lui l'action de l'aimant et le phénomène de l'attraction. Le barreau aimanté appliqué sur le sommet de la tête a agi comme l'électricité statique, a déterminé le même mode de transfert suivi du même changement d'état.

Le malade est débarrassé en grande partie de toute paralysie, de tout trouble de sensibilité. La force musculaire est sensiblement égale : à la main droite 18 kilogrammes et à la main gauche 20 kilogrammes. La sensibilité est à peu près normale, à droite et à gauche. Toutefois il existe une légère parésie et un peu d'anesthésie de la jambe gauche. En cet état d'équilibre presque complet, il n'est plus influencé par l'aimant; il est aussi beaucoup moins sensible à l'or qui, habituellement, le brûle des deux côtés et qui maintenant determine à peine un peu de cuisson et de picotement à droite. C'est avec beaucoup de difficulté, qu'on arrive à déterminer la léthargie, la catalepsie et le somnambulisme. Il lit des deux yeux très facilement. En lui faisant passer sous les deux yeux et alternativement devant chaque œil les différentes couleurs, rouge, bleu, vert, jaune, il les distingue aussi nettement d'un côté que de l'autre. Il entend aussi très distinctement des deux oreilles.

Ce qui nous a plus particulièrement frappes, aussitôt le transfert opéré, c'est son adresse et son agilite. Nous n'oublierons jamais l'émotion que nous avons eprouvée quand, pour la première fois, ce sujet paralytique descendu péniblement et soutenu dans une piscine, tout d'un coup, après l'application de l'aimant sur la tête, se lance à nager vigoureusement et des quatre membres, à grimper aux cordes à nœuds et plonger habilement.

Ce spectacle, si merveilleux qu'il parût, n'approche pas encore de la transformation qui s'opérait dans le domaine de la conscience.

Tout à l'heure bornée, l'intelligence s'ouvre; éteinte, l'imagination s'éclaire; les sentiments affectifs, de grossiers deviennent délicats; les goûts changent; le caractère devient docile; les expressions se perfectionnent; le langage est doux et poli, les gestes modérés, l'attitude réservée. Si l'on interroge ce personnage qui semble nouveau, on reconnaît le même qu'avant le changement, mais transporté de huit ans en arrière. Il croit que le maréchal de Mac-Mahon est président de la République, Pie IX est pape [1]. C'est un enfant bien portant au lieu d'être un jeune homme de huit ans plus âgé, profondément modifié par la maladie et l'internement.

Timide comme un enfant, sa physionomie, son langage, son attitude, concordent pafaitement. Il sait très bien lire et convenablement écrire. Il connaît toute son enfance, les mauvais traitements qu'il recevait à Luysan et sa vie de vagabond. Il se rappelle avoir été condamné à l'internement dans une maison de correction. Il est à la colonie pénitentiaire de Saint-Urbain que dirige M. Pasquier. Il apprend à lire à l école du village. On l'occupe aux travaux de l'agriculture. En ce moment il se baigne à la Pointerie [2], comme il le fait tous les dimanches en compagnie de ses camarades. Son souvenir s'arrête exactement à l'accident de la vipère dont l'évocation amène une attaque terrible d'hystéro-épilepsie. Toute la période récente de

[1] Nos observations ont été faites en 1885.

[2] Nous avons oublié de lui demander à quel mois de 1877 il croyait être.

sa vie a disparu tout à coup comme derrière un rideau rapidement tiré.

Cette épreuve décisive et facile à répéter nous donnait un moyen de ramener à volonté notre sujet à l'âge de quatorze ans. Nous avons appliqué plusieurs fois l'aimant sur la tête et le résultat a toujours été le même.

Un jour qu'il venait d'être ainsi transformé, on appelle son attention sur son domicile actuel ; il est tout étonné de ne pas reconnaître les lieux, de ne pas se trouver à Saint-Urbain et de voir des personnes étrangères qu'il ne connaît pas. On lui dit qu'il a été malade et recueilli par des amis. Il se rappelle, en effet, avoir eu tout récemment un étourdissement, un jour qu'il travaillait au coteau des Trois-Frères, près de Saint-Urbain ; il raconte son histoire de la vipère dont le souvenir lui donne une crise.

Une autre fois, on lui fait remarquer qu'il tousse. « *Ce n'est pas étonnant, dit-il, le mois de mars est toujours humide sur les coteaux.* »

Un soir, étant dans le même état, après s'être entretenu quelques instants avec nous, il dit qu'il est très fatigué et nous prie de le laisser dormir. Il s'enfonce sous les couvertures et, sans plus entendre nos questions, il interpelle plusieurs de ses camarades de Saint-Urbain et nous fait assister à une scène de somnambulisme spontané des plus intéressantes.

Il parle à ses camarades des occupations journalières de la colonie. C'est d'abord un accident qui vient d'arriver au timon de la voiture et qui le préoccupe beaucoup. Il songe que peut-être il n'a pas soigné son cheval *(Poulette)*, avant de se coucher; alors il se lève, se rend dans la cour, et arrivé près d'un mur il embrasse et caresse *Poulette*. Un moment après, c'est une série de conseils qu'il donne à un de ses camarades qui ne voulait pas travailler; c'est une morale en règle qui dénote chez lui les meilleurs sentiments et qui impressionne les assistants habitués à l'arrogance ordinaire du sujet. « *Je ne veux pas que tu me payes; quand je rends un service, c'est de bon cœur. — Toi, tu ne veux pas travailler; quand tu sortiras d'ici tu iras vagabonder dans les rues, comme tu le faisais autrefois et comme je le faisais moi-même avant d'entrer ici. M. Pasquier est très bon, il nous loge, nous habille et même nous fait instruire. — Fais comme tu voudras, moi je te donne un conseil d'ami. Tu es un batailleur; au bout de trois mois, j'ai été porté au tableau d'honneur, et toi, depuis quatre ans, tu n'y as pas encore été une fois. Quand tu sortiras d'ici, je ne veux pas dire que tu feras du mal; non, mais tu feras comme moi autrefois, tu seras un vagabond. — Je suis plus heureux ici que chez mes parents où j'étais roué de coups. La justice qui m'a envoyé ici m'a rendu un grand service; je suis arrivé malade, à bout de forces, je crachais le sang et je me suis rétabli, j'ai développé mon intelligence. — Cela ne m'a pas été dur de changer de vie ; si j'avais été livré à moi-même, comme les autres enfants de Luysan, je serais perdu aujourd'hui. — Je pourrai plus tard trouver une petite femme et peut-être avoir une propriété ; manger du pain en travaillant, c'est là toute mon ambition. — Oui, mon vieil ami Abadie, c'est comme cela, je te le dis. — M. Pasquier ne vient qu'une heure avec nous, et cependant le dimanche il sait bien ceux qui travaillent. — Le surveillant est un homme doux ; si tu n'avais pas désobéi, il ne t'aurait pas signalé au rapport. — Tu es de garde, fais ton service ; si tu es trop fatigué, je te relèverai à une heure ; ce n'est qu'une demi-nuit à passer. Il y a trois chaudières à entretenir, ce n'est pas une affaire d'État ; sans cela si tu fais mal, M. Pasquier te fera prendre par la gendarmerie.* »

Il cause avec diverses personnes qu'il a connues à Saint-Urbain, elles passent tour à tour devant ses yeux. Il interpelle *Madame Louise* et s'étonne de ne pas l'avoir vue depuis plusieurs jours ; c'est sans doute qu'elle était à la confirmation de sa *demoiselle*.

Cette conversation dure plus de trois quarts d'heure. En lui touchant la main droite, il se réveille. Il nous voit et d'un air surpris, il nous dit : « *Vous êtes déjà levés, Messieurs, quelle heure est-il ?* » Il veut alors se lever pour aller à son travail. Nous continuons à l'interroger et ses réponses sont toujours très à propos. Quand on lui fait observer qu'il est bien fort pour son âge, bien musclé, très grand, il répond : « *Le travail développe le corps!* » Et quand on lui fait remarquer que sa lèvre porte une moustache qui n'est pas en rapport avec l'âge qu'il dit avoir, il rit franchement en disant : « *Il faut bien que ça pousse ; la barbe commande le respect, d'abord!* »

A ce moment, V... a toutes les allures d'un charmant jeune homme, bien elevé, à l'air très honnête, très intelligent, timide et d'excellentes manières, s'exprimant correctement, d'une voix douce, d'une tenue fort convenable et de la nature la plus sympathique. Il manifeste de l'etonnement de se trouver dans une chambre qu'il ne connaît pas. On lui dit qu'il se trouve à Rochefort où il a été conduit après une maladie qui lui a enlevé longtemps la connaissance, mais qu'il ne doit s'inquiéter en aucune façon, qu'on lui expliquera tout cela plus tard, quand il sera tout à fait bien. « *J'ai peine à vous croire, Messieurs, car on ne perd pas la mémoire pendant huit ans, je suis très intrigué et je ne peux pas croire que j'aie été malade si longtemps; tout à l'heure encore j'étais bien portant et je travaillais. Autrefois, j'avais quelques eblouissements, mais c'etait peu de chose. C'est bien étrange, Messieurs, et je ne peux croire ce que vous me dites là !* »

Au milieu de cette conversation si intéressante, il a une ébauche d'attaque et la paralysie reparaît à droite; il redevient le V... que nous connaissons et voyons chaque jour. C'est un rêve qui vient de se dérouler sous nos yeux, mais d'après tout ce que nous savons ce n'est point une chimère, ni une fantaisie de l'imagination du sujet; c'est une réalité qui s'est dégagée du cerveau en concordance parfaite de la mémoire et de l'etat physique dans lequel se trouvait ce malade huit ans auparavant.

VII

Cet état, plus complet que les autres, était cependant imparfait puisqu'il ne donnait pas la personnalité entière; il fallait encore chercher, mais ici nous n'avions plus de guide, le hasard seul pouvait nous être favorable.

Le fer doux appliqué sur la cuisse droite produit un transfert plus laborieux que le transfert ordinaire.

Le changement d'état que nous allons voir se développer s'effectue d'une manière un peu spéciale et suivant des phases très complexes, mais toujours les mêmes.

La respiration est d'abord modifiee, et s'accompagne d'un mouvement rythme de l'abdomen. Au bout de quelques minutes on remarque des mouvements de la face et des membres et l'on voit se derouler différentes phases de la crise dans un ordre constant. Le sujet imite la locomotive, de la voix et du geste, depuis le moment où elle se fait entendre au loin, jusqu'au moment où elle laisse échapper la vapeur avec coups de sifflet, mouvements des membres imitant le va-et-vient du piston.

Il fait le chien, c'est le jappement et l'aboiemen imités d'une façon remarquable ; en même temps la main remue comme la patte de cet animal. Puis viennent les grands mouvements et les contorsions avec l'attitude de l'arc de cercle. On voit alors se produire une choree rythmée de la tête et du tronc. La tête est balancee d'arrière en avant et exécute trois mouvements de salutation, puis elle se repose sur l'oreiller et au bout d'un instant les trois mouvements de salutation se reproduisent ; de temps en temps, après les salutations ordinaires, il se produit un mouvement de salutation de la tête et du tronc. Le réveil est particulier, les mains en pronation forcée sont ramenées sur la figure, il se gratte la face, puis les jambes et les pieds.

Comme dans l'état précédent, le malade est debarrassé à peu près de tous les troubles du mouvement (fig. 6). La force musculaire est plus grande ; l'essai dynamometrique donne à la main droite 30 kilogrammes et à la main gauche 32 kilogrammes. La sensibilité est normale du côté droit, mais le côté gauche est le siège d'une grande hyperesthesie ; le contact de l'or détermine une vive douleur. La zone hystérogène est passée dans l'hypochondre droit. Impossibilite de le mettre en léthargie, en catalepsie et en somnambulisme.

Ce n'est plus l'enfant timide de tout à l'heure; c'est un jeune homme convenable, pusillanime, point arrogant ; le langage est correct, la prononciation nette. Il lit bien des deux yeux et écrit convenablement. Il est poli, on lui offre une montre, il hésite à l'accepter parce qu'il ne veut pas en priver la personne qui la lui donne. Il n'aime pas fumer, cependant il accepte une cigarette. Il reprend conscience le 6 mars 1885, quand en réalité on se trouve au 22 mai de la même année. Il a vingt-deux ans et est soldat d'infanterie de marine. Il connaît les événements contemporains et les personnages au pouvoir, mais

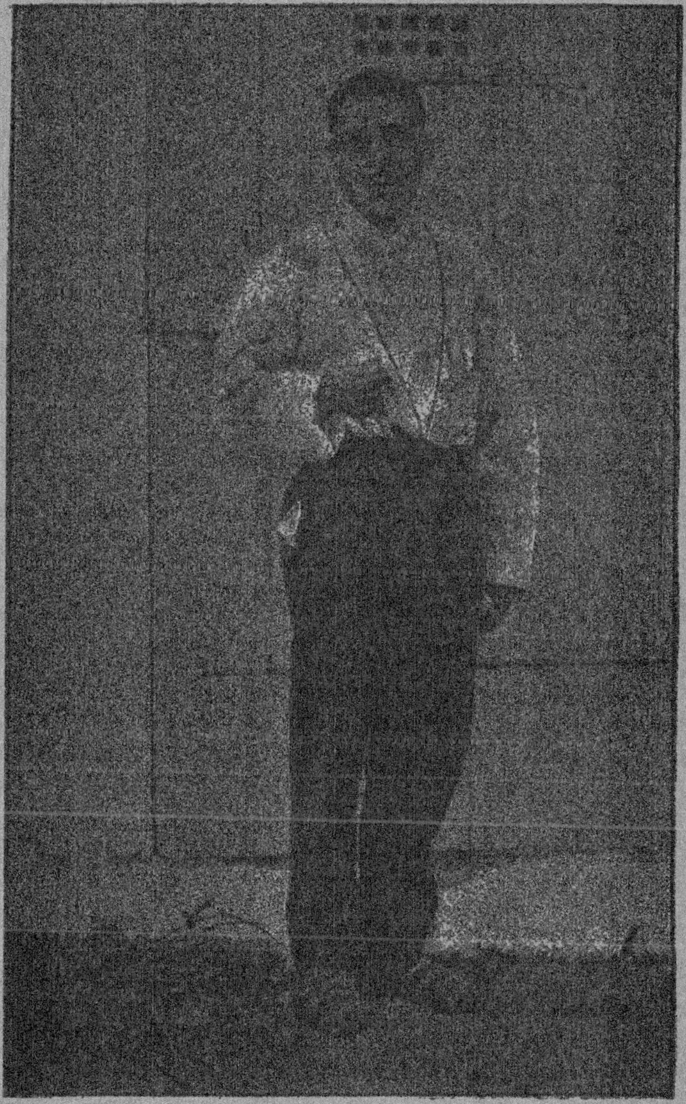

FIG. 6. — État de Rochefort, avant la période de contracture, hyperesthésie gauche sans paralysie, 6 mars 1885; soldat, vingt-deux ans.

D'après une photographie de M. GODEFROY.

Victor Hugo, grand poète, sénateur, est encore vivant[1].

Sa mémoire embrasse toute sa vie à l'exception de plusieurs époques, dont une tres importante, celle où il était paralyse des jambes à Saint-Urbain et à Bonneval; aussi ne se rappelle t-il point d'avoir été tailleur et ne sait-il point coudre.

Il se rappelle les principales phases de sa vie, qu'il raconte en détail. Ne à Paris, rue Jean-Bart, il a habité tout jeune à Luysan et à Lèves près de Chartres, chez sa mère qui le maltraitait. Il se rappelle avoir été souffrant à plusieurs reprises et même avoir été soigné à l'hospice de Chartres. Il errait et était vagabond; il commit des vols, et un jour il fut surpris dans un enclos. Traduit pour ce délit devant le tribunal correctionnel de Dreux, et sa mère refusant de le recevoir, il est condamné à la détention dans une maison de correction jusqu'à l'âge de dix-huit ans.

Envoyé d'abord chez M. Bonjean, il est bientôt dirigé sur Saint-Urbain, chez M. Pasquier, dans la Haute-Marne, où il arrive en 1873, à l'âge de dix ans

[1] La mort de Victor Hugo etait l'événement du jour qui nous servait de point de repere pour contrôler la limite dans le temps, de la mémoire de V..

et demi. Là, il travaillait la vigne et était très heureux. Il ignore l'accident de la vipère et ne sait comment il a quitte Saint-Urbain. Il se retrouve à Bonneval en septembre 1880, il prétend que là on ne l'a jamais employe qu'au jardinage; il n'a jamais fait le métier de tailleur. Sorti de Bonneval à dix-huit ans, il va passer quelques mois chez sa mère. On le fait placer comme vigneron à Senozan, aux environs de Mâcon. Tombé malade après quelques mois de travail, il est envoyé à l'hospice de Mâcon et de là dirigé sur l'asile de Bourg, où il a connu M. Lacuire, M. Adam et M. Dupre. Plus tard, il se trouve à Paris où il serait entre successivement dans divers services et en dernier lieu à Sainte-Anne et à Bicêtre, d'où il est sorti le 2 janvier dernier.

Il sait qu'il est à Rochefort depuis la fin de janvier 1885. Il s'est engagé comme soldat pour aller au Tonkin, mais cet engagement est un mystère pour lui. Un soir que nous avions provoqué ce dernier état, il entre spontanément en somnambulisme et il engage une conversation avec un de ses anciens camarades qu'il désigne et qui paraît être l'auteur de l'engagement. Nous comprenons que c'est son compagnon, avec lequel il avait vécu plusieurs semaines à Paris, qui le décide à s'engager. Nous distinguons les paroles suivantes : « *Eh bien! engage-toi, si tu veux, moi je ne veux pas. — Je te l'ai déja dit où j'etais né. — Pourquoi faire que tu veux retirer mon casier judiciaire? — Je ne peux pas lui dire que j'ai demeuré dans cette rue-là; je n'y suis jamais reste, dans la rue de l'Hôtel-de-Ville. — Comment que tu vas faire pour avoir ces papiers? — Et pour le certificat de bonne vie et mœurs? On n'a pas voulu te donner mon acte de naissance? — Comment tu l'as eu? J etais a Bicêtre, je ne pouvais pas tirer au sort. — Où veux-tu aller? — Je ne veux pas aller au Tonkin; après tout, ça m'est bien egal. Allons! — Qu'est-ce que je vais faire de cette feuille-là? — Et la tienne, où est-elle? — Eh bien toi, tu n'y vas pas? — Il est 5 heures, le train part à 11 heures, je vais dormir.* »

Il semble que ce soit une question d'argent qui ait décide son camarade à le faire engager et à se procurer pour lui tous les papiers necessaires. La suite de la conversation fait comprendre que les deux amis partent ensemble de Paris. à 11 heures du soir, mais qu'arrives à Tours, le complice s'echappe emportant avec lui une petite valise contenant de l'argent. Arrivé à Rochefort, il se presente à la caserne après avoir attendu en vain son camarade pendant plusieurs jours. Il sait que pendant son séjour à la caserne, il a commis plusieurs vols pour lesquels il a été incarcéré.

Quand on lui parle d'exercice et d'un sergent qui veut lui faire jeter sa cigarette et lui apprendre le maniement du fusil, c'est une scène très pittoresque qui se reproduit toujours, toutes les fois qu'il se trouve dans cet etat; une attaque en est fatalement la conséquence.

Tels sont les six états principaux qui embrassent l'ensemble presque complet de la vie de V. . Quelques autres états, moins importants, se sont encore presentés sans être attendus, et alors qu'on cherchait à provoquer des effets physiologiques avec les différents esthésiogènes.

A l'asile de Lafond, un tube de fer-blanc soudé approché du sujet a produit un transfert qui s'est caractérisé par l'accéleration de la respiration et un sommeil prolongé. V... se réveille à Bonneval, le 9 septembre 1880, il a dix-sept ans (fig. 7). Il existe une contracture du visage à gauche et du bras gauche en flexion avec la main fléchie; la jambe est contracturée en extension et pronation. Il est sensible à l'or du côté droit et non du côté gauche. Son séjour à cet asile remonte au 22 mars de la même année. Il venait de Saint-Urbain où il avait été malade, il était resté deux mois paralysé du bras et de la jambe gauches, comme maintenant, puis il avait été

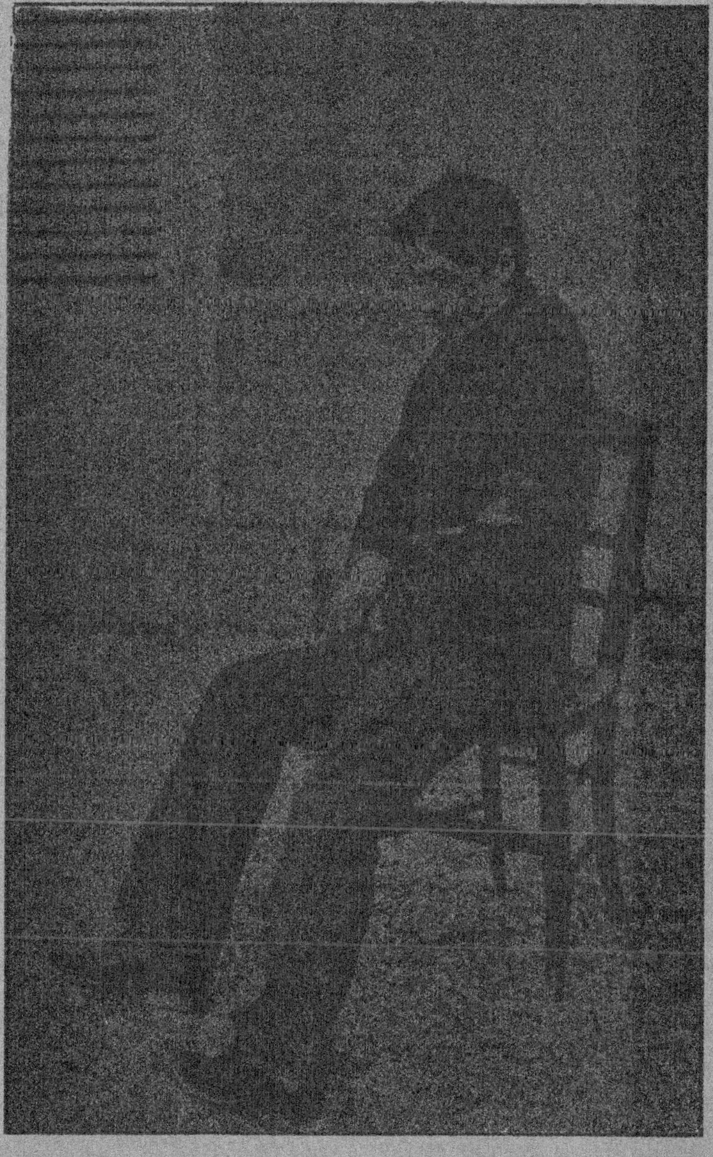

Fig. 7. — État de Bonneval, en contracture gauche, après son évasion, juin 1880; dix-sept ans et demi.

D'après une photographie de M. Godefroy.

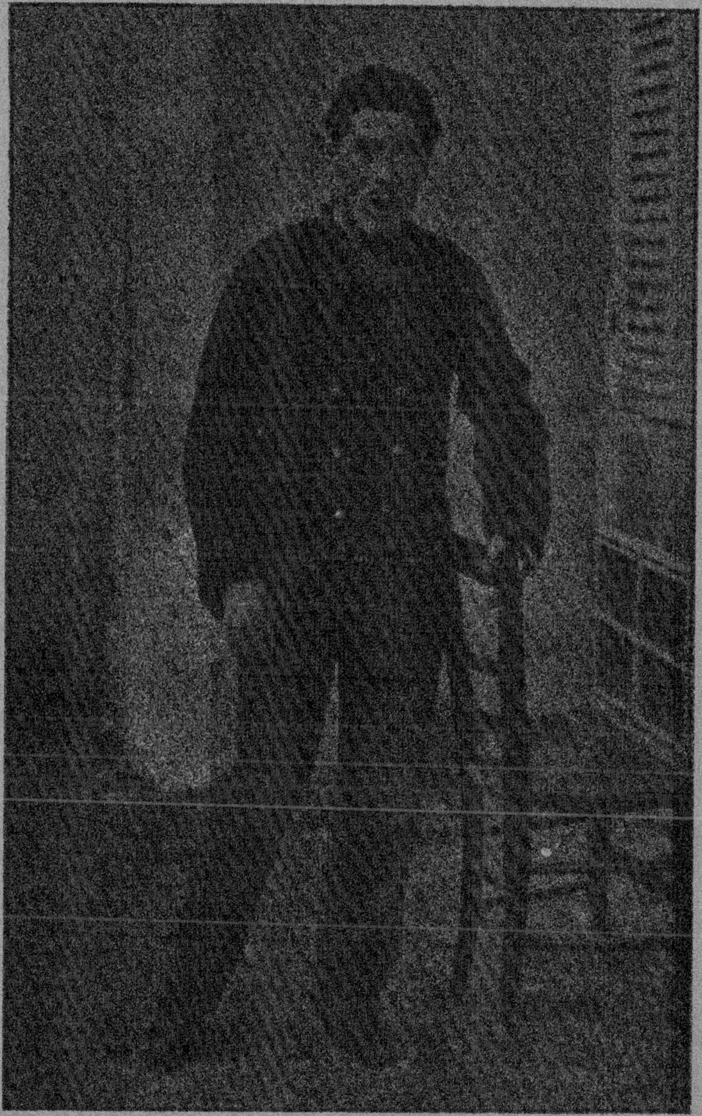

FIG. 8. — État de Bourg, en contracture de la jambe droite, juillet 1882.

D'après une photographie de M. GODEFROY.

paralyse des deux jambes. Depuis trois semaines il est ainsi paralysé; avant, il a cousu pendant cinq mois et sait encore coudre. M. Corthyl est directeur et M. Gauthier, interne. Il ne connaît ni Chartres, ni Luysan; son infirmier Richard lui a dit qu'il était ne à Paris, mais il ignore comment il est alle à Saint-Urbain. Chronologiquement, cet état a sa place entre les troisième et quatrième, décrits ci-dessus.

Suivant le point d'application de l'aimant, il est arrive d'obtenir des transferts différents de ceux qu'on attendait. Le 7 septembre 1885, en présence de MM. Merlin et Thomas, professeurs à l'École de medecine navale de Toulon, Fontan et Bertrand, professeurs à l'École de médecine navale de Brest qui assistaient à des expériences, on applique l'aimant sur la tête dans le but d'obtenir l'etat de Saint-Urbain, mais l'expérimentateur ayant placé l'aimant un peu plus en avant que de coutume sur le front, il surgit un état nouveau. Le sujet se réveille à Bourg, le 22 juillet 1882; il à dix-neuf ans et demi (fig. 8). Il existe de la paralysie et de l'insensibilite de la jambe droite; aucune insensibilité des membres supérieurs. Le dynamomètre donne du côté droit 18 kilogrammes et du côté gauche 16 kilogrammes. Il se trouve à Bourg depuis quelques mois; il vient de Mâcon où il est resté un mois à l'hospice. Son souvenir ne remonte pas au delà. Il sait lire, connaît très bien M. Lacuire, mais n'est pas content d'une sœur qui veut lui mettre des vesicatoires. Cet état se confond avec le *troisième état*. C'est évidemment une phase traversée pendant le séjour à Bourg.

Enfin, un jour qu'on faisait quelques recherches, V... s'est contracture tout à coup du côté droit et s'est retrouve a Bicêtre, en mars 1884 (fig. 9). Son état etait identique à celui observé alors par M. J. Voisin, et décrit par lui.

VIII

Les six premiers etats mieux etudies sont suffisants pour faire comprendre l'ensemble de la vie de V... On peut les presenter sous forme de tableau, afin d'embrasser dans un seul coup d'œil les personnalites differentes qui viennent d'être décrites.

Dans l'espoir de rendre un peu plus claire cette histoire assez compliquée, M. le docteur A. Myers, de Londres, a eu l'ingenieuse idée de dresser le tableau suivant. Ces six etats principaux y sont représentés par six colonnes verticales et l'etendue de la mémoire dans chacun d'eux par d'epaisses lignes noires tracées sur le côte gauche de chaque colonne. Notre

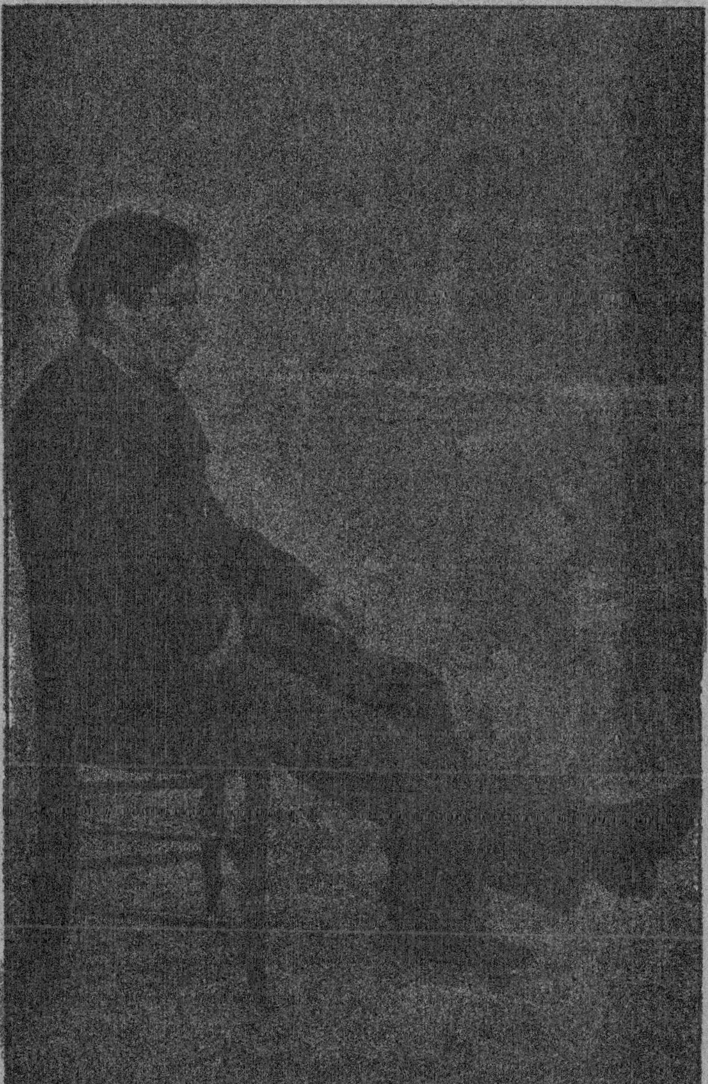

FIG. 9. — État de Bicêtre, en contracture droite, mars et avril 1884.

D'après une photographie de M. GODEFROY.

éminent confrère fait remarquer qu'il est presque impossible de rendre ce tableau absolument exact, mais qu'il peut être de quelque utilite d'avoir sous les yeux une esquisse, comme une vue à vol d'oiseau rapidement donnee. On peut de suite remarquer le caractère violent associé a l'hémiplegie droite, formant contraste avec le calme quand l'hémiplégie est à gauche.

Ces etats sont obtenus, et c'est un point très important, par des agents physiques qui determinent des modifications physiologiques se révélant par les changements de la distribution de la sensibilite et de la motilité. En même temps que ces changements physiques, se produisent des transformations constantes de l'état de conscience, si constantes que pour faire reparaître à son gré tel ou tel etat de conscience, il suffit à l'expérimentateur de provoquer par l'application convenable de l'aimant, d'un métal, de l'electricité, telle ou telle modification de la sensibilite et de la motilité. Et cet etat de conscience est complet pour l'époque qu'il embrasse, mémoire du temps, des lieux, des personnes, des connaissances acquises (lecture, écriture), des mouvements automatiques appris (art du tailleur); sentiments propres et leur expression par le langage, le geste, la physionomie. La concordance est parfaite.

TABLEAU DES SIX PRINCIPAUX ÉTATS DE PERSONNALITÉ DE V... LOUIS

DRESSÉ PAR M. ARTHUR MYERS, DE LONDRES [1].

	1	2	3	4	5	6
PARALYSIE	Hémiplégie droite	Hémiplégie gauche, face comprise.	Hemiplégie gauche, face non comprise.	Paraplégie	Légère parésie de la jambe gauche.	Pas de paralysie.
ANESTHÉSIE	Côté droit	Côté gauche.	Côté gauche.	de la moitié inférieure du corps.	de la jambe gauche	Hyperesthésie de la jambe gauche.
CARACTÈRE	Violent.	Doux, de 21 ans	Doux, de 19 ans	Timide, parler enfantin, tailleur.	Obéissant, soumis, enf. (14 ans)	Convenable
ÉDUCATION	Assez bonne.	Bonne	Bonne.	Mauvaise.	Bonne	Passable
ESTHÉSIOGÈNES	»	Acier sur bras droit	Aimant à dist. sur bras dr. chlorure d'or nitr. de merc.	Aimant sur la nuque	Aimant sur le sommet de la tête	Fer doux sur la cuisse droite
DYNAMOMÉTRIE	Dr. 0 » Ga. 36 kg.	Dr. 36 kg. Ga. 0 »	Dr. 36 kg. Ga. 0 »	Dr. 21 kg. Ga. 25 kg.	Dr. 18 kg. Ga. 20 kg.	Dr. 30 kg. Ga 32 kg.

DATES		ACCÈS	HISTOIRE	1	2	3	4	5	6
1863	Février		Né à Paris.						
1863 à 1873			Élevé à Luysain et à Lève près de Chartres maltraité par sa mère; devient vagabond.						
1873	Septembre.		Arrive à Saint Urbain, est employé aux champs et aux vignes. Commence à s'instruire. Bon travailleur						
1877	Mars.	Accès provoq. de l'effroi causé par une vipère.	Devient paraplégique à Saint-Urbain.						
1880	23 mars.		Arrive à Bonneval, apprend le métier de tailleur (soigné par M. Camuset.						
1880	Mai.	Violent accès de 50 heures.	Perd la mém. d'une part. de sa vie, ne se souv. plus de son état de tailleur						
1880 1881	Mai Juin		Employé au jardinage à Bonneval où ne fait rien.						
1881	14 juin		Quitte Bonneval et va habiter Chartres, Mâcon, etc.						
1881	Août	Différents accès.	Est dirigé sur l'hôpital de Mâcon.						
1881 1882	Septembre.	4 accès.	Transf. à l'asile de Bourg où il reste 18 mois dans le service de M. Lacuire						
1883	Avril.		Quitte Bourg.						
			Habite Paris.						
1883	Juillet	Plusieurs accès	En observation à l'asile Sainte-Anne						
1883	30 août		Entre à Bicêtre (dans le service de M. J. Voisin).						
1884	17 janvier 17 avril	Viol. accès dur. 3 mois.	État d'hémiplégie droite.						
1884			Guérison de son hémiplégie.						
1885	2 janvier		S'enfuit de Bicêtre.						
1885	20 janvier 25 février		Arrive à Rochefort s'étant enrôlé dans l'infanterie de mar. enfermé pour vol.						
1885	27 mars		Admis à l'hôpital maritime de Rochefort.						
1885	28 mars		État d'hémiplégie droite						

Envisages seuls, les changements subits de l'etat physique sont deja bien surprenants. Transporter et mieux encore faire disparaître et apparaître, a son gré, sensibilite, motilite, anesthesie, dans tout le corps ou dans une partie déterminee du corps, semble toucher au merveilleux. Ce changement si étonnant n'approche pas encore de la transformation qui s'opère simultanément et par le même agent dans le domaine de la conscience. Tout à l'heure, le sujet ne connaissait qu'une partie limitee de son existence; après une application de l'aimant, il se trouve transporté à une autre periode de sa vie, avec les goûts, les habitudes, les allures qu'il avait alors. Que le transfert soit bien conduit et on le debarrasse de toute infirmité du mouvement ou de la sensibilite; en même temps le cerveau se dégage presque en entier; le livre de la vie est complètement ouvert et l'on peut lire aisement dans tous les feuillets.

C'est ce livre que nous avons dû feuilleter pour connaître la vie de notre malade que nous ignorions absolument. Il y avait beaucoup de pages arrachées; il fallait les reconstituer. Il a suffi d'appliquer un aimant sur le bras, sur le sommet de la tête, sur la nuque ou sur les cuisses, pour faire apparaître tel ou tel état physique entraînant sa mémoire propre; mais dans aucune condition, il n'a été possible de faire apparaître la mémoire totale, parce que dans aucun cas l'absence de troubles physiques n'etait complète.

Il restait à faire l'epreuve complémentaire, agir directement sur l'état de conscience, et constater si l'état physique se transformerait parallèlement. Pour agir sur l'état psychique, on n'avait d'autre moyen que la suggestion, dans la forme suivante : « V..., tu vas te réveiller à Bicêtre, salle Cabanis, le 2 janvier 1884. » V... obeit ; au sortir du somnambulisme provoqué, l'intelligence, les facultés affectives, sont exactement les mêmes que dans le *deuxième état*.

En même temps, il se trouve paralysé et insensible de tout le côte gauche du corps.

Dans une autre suggestion, on lui commande de se trouver à Bonneval, alors qu'il était tailleur. L'état mental obtenu est semblable à celui décrit au *quatrième etat*, et simultanément est apparue la paralysie avec contracture et insensibilité des parties inférieures du corps.

La démonstration paraît donc complète :

1° En agissant sur l'état somatique par les moyens physiques, l'expérimentateur place le sujet dans l'état concordant de sa conscience ;

2° En agissant sur l'état psychique, il fait apparaître l'état somatique concordant.

La loi qui se degage est bien nette : Il existe des relations precises, constantes et necessaires entre l'etat somatique et l'état psychique, ou plus simplement entre l'etat physique et l'état mental, telles qu'il est impossible de modifier l'un sans modifier l'autre parallèlement.

Dans cette etude de personnalités multiples et changeantes où le premier, en France, est entré M. Azam, où M. Camuset l'a suivi, en observant le sujet lui-même que longtemps après, nous avons observé à notre tour, des circonstances heureuses nous ont permis de faire quelques pas plus avant. Nous n'en sommes plus à l'alternance de deux personnalites livrées au caprices dela maladie, nous voilà en présence de toute une série d'etats successifs et differents qu'à volonte nous évoquons du passé et faisons revivre sous nos yeux

CHAPITRE II

DEROULEMENT SPONTANE OU PROVOQUE D'ÉTATS SUCCESSIFS DE PERSONNALITÉ

Les personnalites qui viennent d'être decrites sont les seules qui aient été bien étudiées pendant le séjour de ce malade à l'hôpital de Rochefort. Elles sont suffisantes, sans doute, pour faire comprendre les diverses phases de la vie de ce sujet si remarquable et pour faire admettre la loi enoncée.

D'autres études ont été faites après son départ de Rochefort, tant à l'asile de Lafond qu'à la Salpêtrière. Ces etudes complémentaires sont des plus importantes et nous allons maintenant en donner le récit.

I

Les nouvelles transformations provoquées ou spontanées ont été analogues aux précédentes, en ce sens qu'elles se sont toujours produites dans un parallélisme constant entre l'etat physique et l'état de conscience.

Un jour, on avait fait la suggestion à V... de se coucher à 8 heures du soir et de dormir jusqu'à 5 heures du matin, sans rien voir, rien entendre, rien sentir. M. Mabille a observé, entre autres phénomènes remarquables, le déroulement de plusieurs états de personnalité. Le sujet se transferait lui-même, il arrivait à un état physique spécial, parfois connu, d'autres fois tout nouveau. Comme le malade ne parlait pas et ne pouvait entendre, il a été impossible de s'assurer si l'état de conscience était concordant. Dans le cours d'expériences de diverse nature on a pu constater des états nouveaux.

Une autre fois, on présente un flacon de bromure d'or, dans le but d'obtenir un effet physiologique, et on est surpris d'obtenir des états successifs de personnalité. Après avoir déterminé une sensation assez légère de picotement et de brûlure, le bromure d'or produisit le transfert s'accusant par l'accélération de la respiration. V... se réveille à Chartres; il a cinq ans et habite avec sa mere. Il traîne la jambe droite. La parole est enfantine, assez correcte et facile.

Au bout de quelques minutes, sans nouvelle excitation, un transfert spontané s'annonce. V... se réveille à Lève; il a six ans et demi; il est contracture du côté gauche, la jambe en extension, le bras en demi-flexion et les doigts fortement flechis. La force dynamométrique du côte droit est de 6 kilogrammes. Puis il se reveille à Luysan où il se trouve depuis trois mois. Il a sept ans, il begaye et l'articulation des mots est difficile, car il existe une contracture de la face du côté droit. En même temps, on remarque une contracture de la jambe en extension. Sa mère le bat, il a faim et demande du pain, d'une voix plaintive et enfantine. Au bout de quelques minutes, nouveau transfert et reveil à Chartres ou il est traite par M. Salmon depuis huit mois. Il a huit ans. Il existe une contracture du bras gauche en flexion et une contracture de la jambe droite en extension; en même temps la mâchoire et la lèvre inférieure sont rentrées en dedans. Après un nouveau transfert, il présente une contracture des jambes en demi-flexion, les pointes des pieds rapprochées en dedans. Il a treize ans.

Il se trouve à Saint-Urbain depuis deux ans ; il y a six mois qu'il ne travaille pas ; il est tombé malade en sortant d'un bain (fig. 10). Avant Saint-Urbain, il était chez M. Bonjean, près d'Évreux, où il a eu mal aux deux jambes, mais pendant très peu de temps. Il ne sait pas où il est né, ni d'où il venait ; mais un de ses camarades lui a dit qu'il habitait avec sa mère à Chartres. Sa voix est enfantine. Avant d'être malade, il travaillait à la vigne ; mais il n'a jamais « eu peur d'un serpent » ; l'évocation de la vipère n'amène pas de crise. C'est donc bien un état antérieur à l'accident de la vipère. Deux ou trois autres transferts se produisent avec une attitude différente sans qu'on ait nettement établi un état de conscience ; enfin, retour à son état primitif. Il est tout étonné à son réveil de se trouver là où il est, car pendant ce déroulement on l'avait transporté d'un lieu dans un autre.

C'est donc un exemple bien net de déroulement spontané de plusieurs états de personnalité, la plupart inconnus et qui pourraient être ajoutés aux états décrits au chapitre précédent ; toutefois le point de départ ou plutôt l'excitant primitif avait été le bromure d'or.

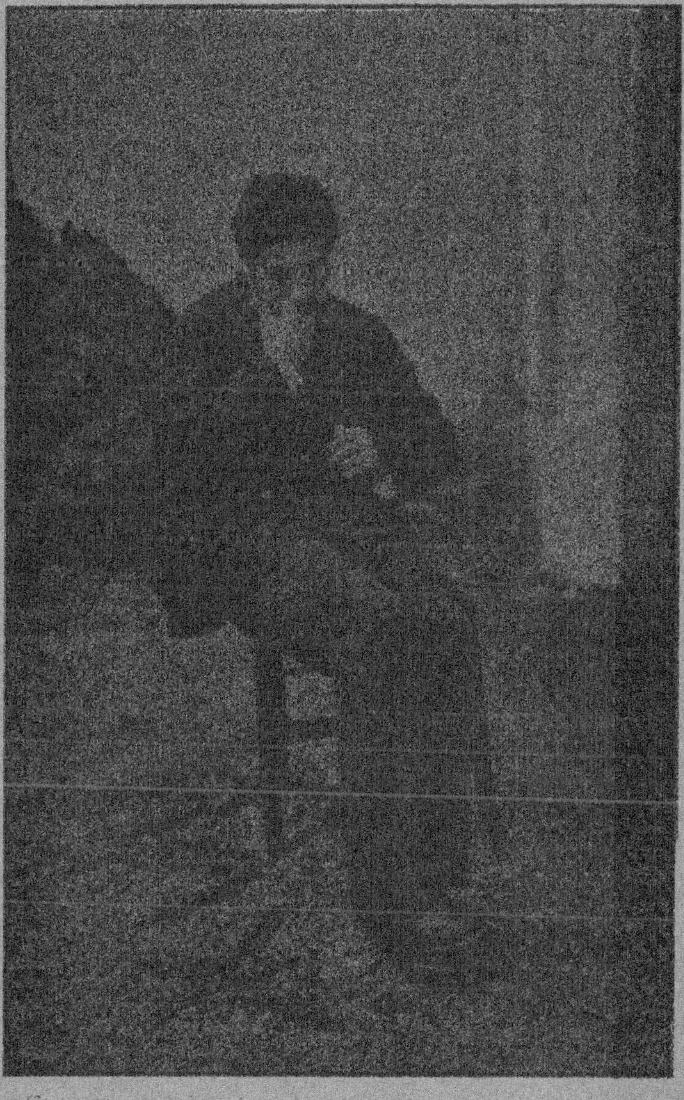

Fig. 10. — Etat de Saint-Urbain, en contracture développée à la suite d'un bain ; il n'a pas encore vu la vipère, mars 1877 ; treize ans.

D'après une photographie de M. Godefroy.

II

Ce sont surtout MM. Mabille et Ramadier [1] (de Lafond) qui ont appelé l'attention sur les déroulements de personnalité observes sur ce sujet.

Ces observateurs ont note des etats successifs de personnalite de durée et de nombre variables, developpés soit spontanément, soit artificiellement, avec retour spontané ou provoque à la personnalite vraie.

1° *Déroulements spontanés de plusieurs états de personnalité.* — Les déroulements ont toujours eu lieu, soit après une crise d'hystéro-épilepsie, soit pendant la crise elle-même.

C'est, en effet, dans cet état que MM. Mabille et Ramadier ont observé pour la première fois chez V... les deroulements qui nous occupent, quelques jours après son admission à l'asile de Lafond.

Depuis cette epoque, ils avaient pu, lorsque V... était sous l'influence de ses grandes attaques, les constater un grand nombre de fois.

[1] *Societe de psychologie physiologique*, mai 1887. — *Revue de l'hypnotisme*, août 1887.

Ces attaques de grande hystérie durent chez V... pendant un temps fort long. Elles s'accompagent de phenomènes très inquiétants de *thoracalgie*.

Or, c'est dans cette grande crise et en général pendant la periode qui correspond, quoique d'une façon vague, à la période dite *de délire* que se produisent les déroulements de personnalité qui nous occupent.

En sorte qu'en realité dans la majorite des cas, la crise de V... est constituée non seulement par les phénomènes ordinaires de la grande attaque, mais encore par des changements successifs de personnalité avec états somatiques correspondants.

C'est d'ailleurs en observant avec soin les états de paralysie ou de contracture des divers membres pendant la grande attaque, et en notant les paroles du malade qu'on a pu découvrir pendant cette même crise, les etats de personnalité déjà décrits et qu'il a éte donné d'en observer de nouveaux reproduits expérimentalement dans la suite, par suggestion hypnotique.

Pour éviter les répétitions, il suffit de décrire seulement l'état de V... dans une de ses grandes attaques, et cela de la façon le plus sommaire.

Vers 10 heures du matin, V... est pris de vomissements avec strangurie, puis la série des convulsions toniques et cloniques commence. La grande attaque suit son cours ordinaire. Mais, vers 9 heures du soir, on assiste à des phénomènes nouveaux et la nuit est employee par V... à des manifestations que l'on peut décrire, car le délire permet de constater, en même temps que l'endroit où il se trouve transporté, son âge à cette époque de sa vie et les changements somatiques correspondants.

Au moment où commence le déroulement, V... a tous les mouvements libres dans tous les membres. sa jambe droite est néanmoins parésiée. Il est à Chartres; sa parole est tout à fait enfantine (il est âge de cinq ans); *sa maman* le bat souvent, ne veut pas lui donner de pain; il pousse des cris comme un petit enfant. « *Maman, maman, du pain, a boire; maman, je veux boire, j'ai faim.* »

Quelques instants après, son bras droit se contracture, la jambe droite restant en extension; il bégaye; sa mère l'a placé depuis quelque temps à Luysan (il a sept ans

La contracture du bras droit vient de se transférer à gauche. Il est à Chartres chez M. Salmon (il a huit ans). Il a sans doute commis quelques méfaits : « *Je ne le ferai plus, dit-il, en pleurant... Nous irons nous cacher dans un tas de feuilles; tu veux bien, dis, Édouard. il y a beaucoup de bois; on va s'y cacher.*

Puis il se modifie tout à coup, les contractures ont disparu : « *J'apprendrai a travailler la vigne chez M. Pasquier* (il est a la colonie penitentiaire de Saint-Urbain) ; *je mangerai des raisins.* » Il arrive à la vigne, marche courbe, range des sarments puis jette un cri effroyable, tremble de tout le corps : « *La vipère! la vipère!* crie-t-il, elle me mord. »

Un spasme s'empare de tout son être, il a la crise epileptiforme amenee par la frayeur de la vipère.

Au bout de quelques minutes, la scène change. V... est repris de spasme dans tout le corps, avec convulsions portant sur le côte droit; sa voix est toujours enfantine; il a déchiré son pantalon en marchant, il dit qu'il ne peut plus marcher ; il a mal aux *deux jambes* (il est a Saint-Urbain en 1877 . Il voudrait sortir du lit, pleure parce qu'il ne peut jouer avec ses petits amis. Le médecin ne peut le guérir. « Il y a dix-neuf mois qu'il a mal à la jambe, il a attrapé mal aux jambes en travaillant la vigne. » Il est paraplégique sans contracture.

V... reste cinq minutes dans une sorte d'état d'hallucination, puis s'écrie qu'il ne veut pas aller à Saint-Dizier. La voiture vient le chercher pour l'y conduire. Scène de desespoir ! « *Gardez-moi, Madame Pasquier! j'ai là tous mes petits amis!* » Il arrive sans doute à Saint-Dizier : « *Que c'est grand, Saint-Dizier!* »

Conversation ensuite avec M. Camuset. Il est à *l'asile de Bonneval*, il apprend le métier de tailleur, il est paraplégique (premier état de Bonneval). De nouveaux spasmes se succèdent, qui durent plus d'un quart d'heure. V... n'a plus de paralysie des jambes. Il se croit à *Saint-Urbain*, il est heureux d'être chez M. Pasquier.

Il se trouve ensuite à *Bonneval*, il a eu une paralysie de la jambe gauche; il parle de M. Camuset (deuxième état de Bonneval). Sa paralysie disparaît tout à coup, il vient de s'évader, on le rattrape, il est très malheureux (troisième état de Bonneval). Il en part, il est fier d'être en chemin de fer avec la grande jument noire (la locomotive sans doute). Il se rend à Chartres, veut voir sa mère, il la voit.

Il est alors pris de crises nouvelles, revient à l'état de Luysan décrit plus haut.

Puis sorti de cet état, il se plaint de sa mère. Il va à Mâcon; il monte en voiture, se place à Senozan chez un jardinier.

Après une série de spasmes, sa jambe gauche reste en extension, sa tête est fléchie sur l'épaule gauche. *Il est à l'hospice de Mâcon*. Puis il se lamente, ne veut pas s'en aller avec les fous, gesticule, est dans une sorte de stupeur hallucinatoire.

Tout à coup, il s'indigne contre une sœur : « Tu

m'as f... des vésicatoires! » fait le geste de les arracher, s'indigne contre M. Lacuire; il a mal à la jambe droite qui est à l'etat de paralysie flasque (premier état de l'asile de Bourg). Quelques minutes après, des convulsions nouvelles surviennent et V... devient hémiplégique du côté gauche, face non comprise. Il est toujours à Bourg dans le service de M. Lacuire avec lequel il a de vives discussions (deuxième état de Bourg).

La paralysie gauche disparaît peu à peu. Il se trouve à Paris, il est joyeux, ingambe, a le langage des gamins de Paris. Il se rend à l'Opéra-Comique, va siffler Mlle Van Zandt; il siffle, crie, trépigne, est pris de strangurie, crie qu'il ne veut pas aller à Bicêtre, devient hémiplegique à gauche, s'emporte contre M. Besançon, interne du service de M. Voisin; il est à Bicêtre (premier etat de Bicêtre).

Un transfert s'effectue et V..., qui est toujours à Bicêtre, devient paralysé du côté droit (deuxième état de Bicêtre).

Cette paralysie s'évanouit; mais après une scène d'une grande violence, pendant laquelle il veut tuer un sergent avec sa baïonnette, il redevient hémiplégique du côte droit. Son hémiplégie est incomplète. *Il est à Rochefort,* prononce des gros mots, traîne la jambe, parle de M. Berjon, l'insulte, etc.

Enfin son hémiplegie droite disparaît complètement; il est à la Rochelle, à l'asile de Lafond, où il reprend conscience vers 5 heures du matin; il demande à boire, il est harassé et désire se reposer.

On pourrait reproduire les différentes crises pendant lesquelles V... a déroulé ses personnalités diverses, cela présenterait peu d'intérêt. Il suffira de dire que les scènes qui viennent d'être decrites se reproduisaient toujours avec les mêmes phénomènes psychiques et somatiques. Tantôt le déroulement commençait à l'époque de son enfance et suivait alors un cours régulier comme précédemment; tantôt, au contraire, ce déroulement commençait à une phase plus avancée de sa vie, reproduisait à divers reprises les mêmes périodes de son existence, mais en général on y retrouvait les phases principales, Saint-Urbain, Bonneval, Bicêtre et Rochefort, avec leur cortège symptomatique habituel,

Il n'est pas sans intérêt de noter, qu'à des dates différentes, pendant son séjour à l'asile de Lafond, V... s'est retrouvé durant un temps assez long comme *fixé* à des périodes anciennes de son existence.

Ainsi le 10 octobre 1885, à l'asile de Lafond, après une grande crise, V... reste pendant un jour en état d'hémiplegie droite. Il se croit à Rochefort. Une autre crise s'empare de lui et le ramène à la Rochelle. Un autrejour, à la suite d'une grande attaque, il reste paralyse des deux jambes, se trouve a Bonneval pendant treize heures, et ne reprend conscience à Lafond qu'après une nouvelle serie de crises. D'ailleurs, dans ces déroulements divers, V... soit mécaniquement, soit par une sorte d'autosuggestion, repete les actes qui lui ont ete suggéres et M. Mabille a publié à diverses reprises le récit de crises du malade pendant lesquelles il reproduisit spontanement avec succès les hemorrhagies cutanées qu'on lui avait suggérées quelque temps auparavant.

2° *Deroulements provoques de personnalite.* — Profitant de l'extrême hyperexcitabilité neuro-musculaire du sujet, M. Mabille, par l'excitation directe des muscles et des tendons, provoque une contracture systématique correspondant a un état déterminé; ainsi, pressant les tendons des jambes et des genoux, il met en contracture les membres inferieurs; aussitôt les zones sensibles et anesthésiques changent de distribution; la personnalité se transporte à l'époque de la vie où existait cette contracture; la mémoire est limitee au temps qu'elle a duré, en un mot, tout est identique à ce qui a été décrit au quatrième état : paraplégie, état de Bonneval.

Par un procedé analogue, M. Mabille contracturant la jambe droite seule, le transporte à Bourg. Et ainsi des autres. C'est en effet en se servant de ce procéde que le hasard lui avait fait découvrir (ce qui, soit dit en passant, élimine l'idée d'une suggestion involontaire de sa part), qu'il a constaté les phénomènes que nous allons décrire. Après avoir par la pression des tendons rotuliens produit la contracture des deux jambes et amené l'etat dit de Bonneval, il s'attendait comme d'habitude à voir V... revenir à son état de conscience normal, quand il observa ce qui suit :

La contracture disparaît et V... se réveille paralyse de la jambe ; il est à Bourg (deuxième etat de Bourg). Il donne les renseignements correspondant à cet etat de personnalite, etat décrit trop souvent plus haut pour que nous en donnions une relation nouvelle. Puis au bout de cinq minutes il reprend conscience à la Rochelle.

Un autre jour, la pression des tendons provoqua l'hémiplégie avec l'hémianesthesie droite ; V... se trouve à Bicêtre dans le service de M. J. Voisin, (deuxième etat de Bicêtre). On le paralyse de la jambe droite et il se trouve à Bourg. Puis quelques minutes apres, on le rend paraplégique, et il est à Bonneval. Spontanément alors il n'a plus bientôt ni paralysie ni anesthésie, il est à Saint-Urbain. Passant ensuite par l'état de Rochefort (hémiplégie et hemianesthésie droites), il finit par reprendre conscience à la Rochelle.

Des modifications analogues, véritables déroulements de personnalité, se produisirent à diverses reprises, soit sous l'influence d'une nouvelle personnalité suggérée, soit sous l'influence d'un agent physique (aimant, fer doux, etc.).

III

M. J. Voisin, au mois de janvier 1884, a observé sur V... un changement d'état spontané. V... se trouve à Bicêtre depuis le mois de septembre 1883 ; on n'avait rien remarqué de spécial ; quelques crises avaient été seulement notées par les surveillants. Le mois de janvier 1884 a été marqué au début par une série de crises terribles qui n'ont cessé que le 17 avril ; à cette date, V... se réveille, pour ainsi dire, d'un long sommeil.

M. J. Voisin a fait à la Société médico-psychologique[1] une première relation du dédoublement de la personnalité de V... (Louis). Par un singulier hasard, cette communication avait lieu le jour même où l'un de nous rendait compte à la même Société de nos observations.

1. *Archives de neurologie*, septembre 1885.

Nous allons résumer cette communication pour la mettre en parallèle avec la nôtre et celle que M. Voisin a faite plus tard.

« Le malade, dit M. J. Voisin, ne peut nous fournir des renseignements sur certaines périodes de sa vie dont le souvenir lui échappe.

« Ses certificats d'entrée à Bicêtre (août 1883) disent qu'il a été arrêté et condamné pour vol, et le représentent comme atteint d'insuffisance mentale avec epilepsie. Il est mis dans la section des valides et reprend son métier de tailleur. D'août 1883 à janvier 1884, ses attaques sont assez rares et observées seulement par les surveillants. D'après leur dire, elles ne ressembleraient pas aux attaques habituelles du haut-mal.

« *Le 17 janvier 1884*, à 8 heures du matin, il prend une crise plus violente. Le lendemain il se plaint d'un point de côté à gauche. Il travaille pourtant ce jour-la et les suivants, mais le 19 au soir il se sent oppressé et rend, en toussant, une assez forte quantité d'un sang rouge bien ocré et venant manifestement des voies respiratoires. Il est transporté à l'infirmerie de la section.

« *Le 20*, à la visite, nous trouvons le malade assis sur son lit, en proie à une anhélation considérable. R. 45. La voix est entrecoupée; le malade est effrayé de son état. L'hématose paraît bien se faire; pas de cyanose, ni de stase dans les jugulaires Il y a plutôt polypnée que dyspnée. Température et pouls normaux. Rien au cœur. Pas d'albumine. La percussion et l'auscultation donnent tous les signes d'une congestion pulmonaire intense, localisée au sommet droit.

« *Le 22*, au matin, le nombre des respirations a augmenté. Ce qui frappe le plus, c'est une hyperesthésie extrême de la paroi thoracique du côté gauche; le malade ne supporte pas le moindre frôlement à ce niveau. A l'auscultation, on a la sensation que donnent de petites inspirations très fréquentes et très superficielles. Pas de bruits adventices. Les signes de congestion pulmonaire du sommet droit ont disparu ou ne sont plus perçus. Le malade ne se plaint que d'un point de côté atroce.

« *Le soir* du même jour, la polypnée persiste. Le malade est pâle, le front mouillé de sueur froide, les traits tirés. Il ne répond plus aux questions, même par signes; le regard est fixe et sans expression. La température est normale. Il ne paraît plus souffrir quand on appuie sur son côté gauche, et ne réagit à aucune excitation. Tout à coup il cesse de respirer, il se renverse en arrière; son pouls est filiforme, les battements cardiaques s'affaiblissent. La respiration artificielle le ranime au bout de quelques instants. Il se remet à respirer lentement et profondément ; puis les mouvements d'expansion thoracique s'accélèrent peu à peu et diminuent en même temps d'amplitude ; ils deviennent rapides et superficiels et s'arrêtent de nouveau.

« La même succession de phénomènes se reproduit pendant une heure environ. Chaque cycle respiratoire dure deux ou trois minutes. C'est un rythme qui n'a qu'une grossière analogie avec celui de Cheyne-Stokes. La période d'apnée ne se limite pas ici à quarante ou cinquante secondes ; les mouvements d'inspiration ne reprennent pas spontanement. A chaque fois le pouls s'affaiblit, et il semble à tous les assistants que, si l'on ne pratiquait l'hématose artificielle, la respiration s'arrêterait definitivement.

« Deux injections d'éther raniment le malade. Pendant le reste de la nuit il se tient assis sur son lit, anhélant et anxieux.

« *Le 23 janvier*, on constate une légère amelioration ; même polypnée. La thoracalgie du côté gauche est redevenue aussi intense. L'exploration de la sensibilité générale et des sens spéciaux fait reconnaître une hémianesthésie sensitivo-sensorielle complète du côté gauche. On traverse la peau avec une forte épingle sans qu'il s'écoule une goutte de sang. La piqûre ne semble pas ressentie. Même insensibilité au frôlement et à la température. Amblyopie de l'œil gauche; la vision à droite est normale, pas de dyschromatopsie. L'hémisurdité gauche est complète; mais cette constatation reste sans valeur à cause de l'existence d'une otite moyenne ancienne de ce côté, avec perforation du tympan et écoulement abondant de pus par le conduit auditif externe. La moitié gauche de la langue, la narine du même côté, paraissent aussi dénuées de sensibilité. Anesthésie pharyngienne.

« On applique deux forts aimants du côte de l'hémianesthésie.

« *Le 24 janvier*. on constate que l'application des aimants est restée sans résultat. La dyspnée est beaucoup moins forte. La douleur spontanee du côté gauche a disparu. Mais la zone sous-axillaire d'hyperesthésie subsiste. La pression légère, à ce niveau, arrache des cris au malade; la pression forte détermine la crise d'hystéro-épilepsie.

« Pas de prodromes à l'attaque. Stade épileptoïde, puis grands mouvements, contorsions, arc de cercle. Crucifiement. Point de délire à la fin de cette première attaque. Sommeil. Hyperexcitabilité neuromusculaire. Immediatement après la crise, le malade reprend sa polypnée et sa thoracalgie gauche.

« Le malade ne se souvient pas d'avoir été à Saint-Urbain, d'avoir travaillé à la culture. Il hausse les épaules quand on lui demande s'il a été paralysé, et semble croire qu'on se moque de lui. Il se souvient de Bonneval, et parle avec gratitude des médecins qui l'y ont soigné. On lui demande où il a fait son apprentissage de tailleur. Il ne sait que répondre. Sans doute sa mère lui aura appris à coudre quand il était petit.

« *Le soir*, on fait une piqûre de morphine au niveau de son point de côté. La douleur causée par l'aiguille determine une attaque semblable à celle du matin.

« Au réveil, il ne se rappelle pas qu'on vient de lui faire une piqûre. Il pleure et se plaint de son côté gauche. Pas d'autre zone hystérogène.

« *Le 26 janvier*, on note la contracture hémiplégique droite. Elle cède momentanément à la percussion des tendons, mais reparaît presque aussitôt.

« *Les jours suivants*, on constate divers phénomènes. Le malade s'hypnotise par le regard avec une grande facilité, et la contracture s'évanouit immédiatement pour reparaître avec la fin de la somniation.

« L'ouverture d'un œil, puis des deux yeux le met en hémicatalepsie d'abord, ensuite en catalepsie totale. L'occlusion des paupières ramène instantanément la résolution musculaire. Ces manœuvres sont toujours suivies d'une crise. On interrompt l'attaque convulsive par la pression du globe de l'œil, et le malade reste alors hypnotisé, pour reprendre sa crise dès que cesse l'état hypnotique.

« Il faut qu'il ait sa crise complète avant de se réveiller. On peut lui morceler son attaque en l'hypnotisant plusieurs fois pendant son cours, mais on ne peut pas l'arrêter définitivement. La fin de l'attaque est toujours marquée par des cris de douleur, et la contracture de tout le côté droit réapparaît avec le réveil. Les injections de morphine pratiquees pen dant la crise au point même ou il souffre n'empêchent pas la thoracalgie de reparaître.

« Dans ses périodes de somnambulisme provoque, on le soumet facilement aux épreuves habituelles de suggestion. On le fait écıire, coudre, etc. On lui fait boire les vins les plus divers dans un gobelet vide, et on lui persuade qu'il est ivre ; il chancelle et chante des refraıns à boire d'une voix eraillée. On lui cherche querelle et il se précipite avec rage contre un adversaire imaginaire. On lui suggère qu'il va vomir; aussitôt ses traıts se tirent, son visage pâlit et se mouille de sueur froide, et il vomit abondamment. On lui suggère qu'il a une blennorrhagie, aussitôt il prend son vase de nuit et se met à uriner avec difficulté, alléguant qu'il souffre horriblement, et il se met à maudire la femme qui lui a donné cette maladie. Tout l'arsenal ordinaire des suggestions et des hallucinations provoquées est ainsi mis en œuvre. Une fois réveillé, V... s'emporte contre ceux qui lui racontent, par exemple, qu'il vient de courir dans la salle, alors qu'il se voit cloué au lit par sa contracture.

« *10 fevrier.* — Pour le convaincre, on le fait s'habiller en état d'hypnotisme, on lui ordonne de marcher, et on le conduit ainsi à une assez grande distance dans le cabinet du chef de service.

« Là, il se met à parler, comme c'est sa coutume, quand il est en somniation. Il se croit toujours alors à Saint-Urbain, cause de ses travaux de jardinage, répond aux questions qu'on lui pose sur Saint-Urbain, ne comprend pas quand on lui parle de Bonneval et de Bicêtre. Or, un instant après, il récite à haute voix plusieurs lignes d'un livre qu'il lisait ces jours derniers, à Bicètre même.

« Après quelques minutes d'état hypnotique, il prend sa crise comme d'habitude. Mais, pour la première fois, il a une phase de délire avec hallucinations terrifiantes. Il voit devant lui la vipère, dont le contact lui avait occasionné à Saint-Urbain sa première attaque. Il pousse des cris aigus; il déchire ses vêtements; ses traits sont décomposés. On le calme en lui affirmant qu'on vient de tuer la vipère : « Tiens, la voilà, elle est morte! » Aussitôt sa physionomie se rassure.

« *14 février*. — Même état. V... garde toujours le lit pour sa contracture. Disparition à peu près complète de la polypnée. Large plaie à la région malaire gauche; elle résulte de ce que le malade, au sortir de ses attaques, se gratte avec fureur ce côte de la face. En même temps il gémit, présente des bâillements répétés et demande à boire.

« Inappétence absolue. Il ne prend que quelques gorgées de liquide, et vomit sans cesse. Bien qu'il ne maigrisse pas, on tente de le nourrir à la sonde. Le passage du tube œsophagien provoque une crise violente, qui oblige à renoncer à ce moyen. On n'a pas été plus heureux en essayant de le faire manger étant endormi. Un jour, après avoir été hypnotisé par l'occlusion des paupières et la compression légère des globes oculaires, il se mit à table, mangea une côtelette et des légumes, et but du vin. Il vomit le tout dans la crise, ce qui ne le gêne aucunement. Il y a aujourd'hui dix-sept jours qu'il n'est allé à la garde-robe.

« *15 février*. — L'expérience de l'aphasie réussissait il y a quelques jours, dans les conditions normales, c'est-à-dire qu'en ouvrant l'œil droit, le malade étant hypnotisé et récitant des vers, on supprimait le langage et l'on mettait le côté droit en hémicatalepsie.

« Fermait-on la paupière, le malade reprenait sa phrase à la syllabe où il l'avait interrompue, et les membres du côté droit retombaient inertes sur le lit. Si l'on ouvrait l'œil gauche, l'hémicatalepsie se montrait à gauche, et la parole ne se supprimait pas. Or, aujourd'hui la parole s'arrête par l'ouverture de l'œil gauche qui stupéfie le cerveau droit, comme si le malade parlait avec cet hémisphère.

« Quand il est reveillé, le malade a un langage impersonnel, enfantin. Il dit, par exemple : « Moi vouloir boire. » Ce langage impersonnel et enfantin existe depuis l'apparition de la contracture.

« Les aimants de nouveau appliqués restent sans autre résultat que de provoquer quelques contractions dans les muscles de la face; la commissure labiale est violemment tirée en dehors et en bas.

« *16 février.* — On essaye de provoquer le transfert au moyen de la pilocarpine. On lui fait à la cuisse droite du côté anesthésié deux injections de 1 centigramme chacune de nitrate de pilocarpine. Au bout de quelques minutes, le malade se met à saliver abondamment et bientôt après à transpirer.

« Pas de retard de la sudation du côté hémianesthésié. Bientôt le visage, le tronc et les membres supérieurs sont couverts de sueur, mais les jambes restent complètement sèches. Dans la soiree, l'infirmier s'aperçoit que la contracture du côté droit a disparu, mais qu'en revanche le côté gauche s'est contracture.

« 20 *fevrier*. — A la visite, le bras droit a recouvré ses mouvements et sa sensibilité. Le côte gauche est hémianesthésié et contracturé ; la jambe droite est également contracturée. Le malade entend bien, mais voit trouble, et ne distingue aucune couleur. La thoracalgie gauche a disparu ; il reste là une zone hysterogène dont la pression provoque la crise. Dans la recherche de l'aphasie provoquée, c'est maintenant et de nouveau, l'œil droit dont l'ouverture détermine l'arrêt de la parole.

« 21 *fevrier*. — *Les quatre membres sont contracturés*. — Le transfert obtenu par la pilocarpine a donc fait place à une contracture généralisée. Deux injections de pilocarpine restent sans autre effet que de provoquer la diaphorèse et la salivation.

« 22 *fevrier*. — Même contracture des quatre membres. Anesthésie généralisée. Jusqu'ici, on avait inutilement cherché à arrêter les attaques, soit par la pression du testicule, soit par la pression des fosses iliaques ou de la zone d'hyperesthésie, soit par tout autre moyen. On constate aujourd'hui que la pression d'un tendon (tendon d'Achille, tendon rotulien) arrête brusquement la crise et réveille le malade.

« *25 fevrier.* — Limitation de la contracture à droite, comme précédemment.

« *Mars, avril.* — V... garde toujours le lit avec sa contracture du côte droit. Les crises sont toujours assez fréquentes. A présent, à la fin de ses attaques, il présente de longues phases d'excitation maniaque, il chante et crie pendant des heures.

« Ce qu'il offre de plus special, ce sont les modifications de son etat mental. Il a, en effet, de véritables accès de folie hystérique, avec hallucinations de la vue, délire partiel, etc. Il se croit enchaîné au lit par la volonté de Charcot et de l'interne du service. Il s'emporte contre eux, les menace de mort, parle de se suicider, et passe quelquefois plusieurs heures à crier, à appeler au secours. On le brûle, on l'enchaîne. Il demande un revolver pour faire justice de ses persécuteurs. Il entre en communication avec des personnes du dehors à l'aide d'un fil electrique. (C'est un simple fil de coton qu'il tient à la main.) Ce fil doit empêcher ses persécuteurs de l'approcher; s'ils touchent le fil, ils tomberont foudroyés. Son langage est toujours impersonnel et un peu enfantin; il se perfectionne cependant.

« L'application de pièces d'or du côté hémianesthésié provoque une hyperémie locale avec sensation de brûlure, vives démangeaisons, et retour de la sensibilité au point précis de l'application. Plaque symétrique d'anesthésie sur l'avant-bras gauche.

« *17 avril.* — Hier soir, à 9 heures, le malade a eu une crise légère. A la suite, la contracture du côté droit a disparu. » C'est alors, comme nous l'avons cité plus haut, qu'après s'être endormi et avoir sommeillé tranquillement toute la nuit, V... en se réveillant demande des habits à l'infirmier, veut aller travailler et se croit au *26 janvier*, jour ou a commencé sa contracture. On lui donne les preuves que pendant cette période dont il n'a plus souvenir, le temps a marché et que le calendrier marque le 17 avril; il ne peut s'expliquer cette lacune dans sa mémoire.

« *1er mai.* — V... a eu ces jours-ci une ou deux attaques par jour, sans phénomènes particuliers. Il s'occupe à coudre et se promène dans la section.

« *3 mai.* — Le malade s'hypnotise en regardant une montre. Pendant son sommeil, il n'est plus à Saint-Urbain, mais à Chartres. A la fin de sa crise, idées érotiques, spasme cynique, projection rythmique du bassin en avant. Il n'est pourtant pas en érection et n'a pas d'éjaculation. L'infirmier affirme que dans une crise précédente, suivie semblablement d'un coït imaginaire, l'éjaculation s'est effectuée.

« *10 juin.* — Dans la journée d'hier le malade a eu une série de crises. A leur suite, la contracture du côté droit est revenue. Le malade est resté plusieurs heures au lit, dans l'état où il était du mois de janvier au mois d'avril. Il se croyait au 17 avril. Il parlait impersonnellement, comme alors. Ce matin la contracture a disparu, et V... est dans l'état prime.

« Pendant les six derniers mois de l'année, V... n'a présenté aucun phénomène nouveau. Son caractère est modifié. Il était doux pendant la période de contracture ; il est indiscipliné, taquin, voleur. Il travaille irrégulièrement. Les crises sont toujours assez fréquentes. La contracture ne reparaît pas une seule fois, mais l'hémianesthésie conserve son caractère de stigmate indélébile. V... garde quelques idées délirantes. Il fuit les médecins, par crainte qu'on l'hypnotise.

« *2 janvier 1885.* — Après une séance de somnambulisme provoque suivi d'une crise, il s'évade de Bicêtre en volant des effets d'habillement et de l'argent à un infirmier, comme lors de son évasion de Bonneval. »

Ce même sujet etant de nouveau tombe entre les mains de M. J. Voisin pendant les mois de septembre et octobre 1886, des observations nouvelles ont pu être prises.

« Sous l'influence de la suggestion, dit M. J. Voisin [1], nous pouvons changer l'etat de la sensibilité générale et de la sensibilité sensitivo-sensorielle du sujet, l'état de sa motilité; nous pouvons enfin modifier sa personnalité, lui suggérer l'idée qu'il est *docteur*, *général*, etc. Cette facilité de changer la manière d'être du sujet peut expliquer en partie les changements d'état observés chez ce sujet.

« Une idée triste lui amène toujours l'image de la vipère, et consécutivement une attaque à la suite de laquelle il est paralysé des deux jambes; il est alors transporté à Saint-Urbain à l'âge de quatorze ans. ne sachant ni lire ni écrire.

« Une idée gaie amène l'image de libations, de festins, et le voilà après une attaque transporté à Rochefort, hémiplégique et hémianesthésique droit, ayant le verbe haut et insolent.

« La vue de l'aimant lui produit une attaque, et il se trouve transporté à l'hospice de Bicêtre, hémiplégique et hémianesthésique gauche, avec le caractère doux et docile. (Il est bon de noter que c'est à Bicêtre que pour la première fois il vit un aimant.)

« Si on suggère au malade en état de somnambule de se transporter soit à Saint-Urbain, soit à Rochefort,

[1] J. Voisin, *Annales médico-psychologiques*, janvier 1887.

soit à Bonneval, etc., etc., nous obtenons les mêmes résultats : le malade a une attaque après laquelle il présente l'état decrit plus haut. Pour revenir à l'état normal, il présente ou ébauche toujours aussi une attaque. Tous ces changements d'état sont donc consécutifs à des attaques convulsives s'accompagnant d'hallucinations et sont les mêmes. Le malade est comme figé dans son état physique et mental, n'ayant aucune conscience de ses états antérieurs. Ne pouvons-nous pas considérer ces états comme étant la dernière phase d'une attaque d'hystérie, phase de délire hallucinatoire, qui durerait plusieurs semaines ou plusieurs mois, au lieu de durer plusieurs heures ou plusieurs jours comme cela a lieu chez la plupart des hystériques ou des épileptiques? Dans ces cas, l'idée dominante ou les hallucinations ou le souvenir joueraient le rôle de suggestion ou d'autosuggestion. »

M. J. Voisin ne remarque pas que le sujet était dans un état d'équilibre instable et qu'une excitation un peu forte le faisait changer d'état.

C'est ainsi que M. Mabille, un jour qu'il présentait un flacon de morphine, vit se dérouler la scène de Saint-Urbain. On peut expliquer ce fait en disant que le flacon se trouvant hermétiquement bouché, la morphine n'a peut-être pas pu agir pour produire son action physiologique, tandis que le verre a agi comme excitant en produisant une nouvelle polarisation.

Le même fait est arrivé à M. J. Voisin pendant les expériences qu'il fit sur V... en septembre 1886. On sait qu'à cette époque le sujet n'etait presque plus sensible à l'action des médicaments à distance; or les expérimentateurs de la Salpêtıière, pour contrôler nos expériences, n'avaient pas tenu compte de la diminution de sensibilité du sujet, et n'avaient opéré qu'avec des flacons hermétiquement fermés; aussi, ils n'ont pu obtenir que des effets suggerés.

Cependant la presence du verre finit, comme à la Rochelle, par produire un changement d'état; V... se trouvait dans l'état d'anesthésie droite. Un flacon bien bouche à la cire et contenant de la pilocarpine détermine d'abord quelques éructations, puis quelques mouvements de déglutition; contractions par intervalle des muscles du bras droit, puis plus rien. A ce moment grande inspiration, mouvements de torsion des differents membres, convulsions cloniques légères prédominantes à droite et enfin V... se réveille à Saint-Urbain, les jambes contracturées en extension, suçant ses doigts et faisant une petite voix d'enfant; il a quatorze ans, et il ne sait ni lire ni écrire. Au bout d'un instant, attaque avec hallucination qui montre au patient une vipère prête à le mordre. On parvient à enrayer l'attaque en lui disant que la vipère est morte. Cependant changement d'état, il est transporté à Bonneval.

Il est alors contracturé du bras gauche en extension, et complètement insensible de ce membre; il a dix-huit ans, sait lire et écrire, ignore le métier de tailleur, ne reconnaît pas M. Voisin et se croit au 7 septembre 1880. Il se trouve très bien avec les fous. « *Plus on est de fous, plus on rit* », dit-il; il est gai, content et raconte ses fredaines à un infirmier de l'asile. Il ne se souvient pas de Saint-Urbain. La sensibilité est revenue à droite; insensibilite à l'or; ne voit plus le jaune et le bleu à gauche. En frottant le dos de la main gauche, la contracture semble céder, il fait de grandes inspirations, des mouvements de déglutition, des soupirs, des bâillements, puis enfin il repasse à l'état normal.

M. J. Voisin a encore retrouvé d'autres changements d'etat que nous avions déjà signales. Le 27 septembre 1886, après avoir subi diverses expériences de suggestion et avoir été endormi, V... s'agite, presente de légères convulsions cloniques dans les membres droits et dans la moitié correspondante de la face, puis il devient contracturé des deux jambes, en extension, avec insensibilité complète des deux membres inferieurs, la sensibilité persistant partout ailleurs. Il est à Bonneval, au mois d'avril 1879, et venant de Saint-Urbain, qu'il a quitté depuis un mois et demi. Il ne sait pas lire, il épelle seulement, il ne fait que des bâtons et ne sait écrire que A, B, mais pas C. Il apprend le métier de tailleur et il sait faire des culottes. Il répond à toutes les questions avec une voix d'enfant, puis sa physionomie change, il a quelques secousses dans les membres; puis il a l'air de s'endormir un instant, entrant en partie en résolution. Les yeux deviennent fixes, les pupilles se dilatent, on peut lui mettre les membres sans résistance dans une position quelconque qu'ils gardent; le front se plisse, les sourcils sont portés en haut, les paupières se relèvent d'une façon marquée, de telle sorte que les ouvertures palpébrales deviennent plus grandes qu'à l'état normal; spasme passager des masséters qui serrent les mâchoires pendant quelques instants. Tout rentre bientôt dans une apparence normale; les muscles se détendent, la respiration devient plus accélérée et plus profonde; V... pousse des soupirs, un instant plus tard il répond qu'il est à Rochefort. Il parle avec brusquerie et insolence et ne reconnaît personne. Il raconte qu'il s'est sauvé de Bicêtre le 2 janvier, à 6 heures du matin, a été à la mairie du IVe arrondissement de Paris, où il s'est engagé dans l'infanterie de marine.

A une question lui demandant où est un de ses amis nommé Raquinard, il repond : « *Je ne sais pa où il a f... le camp, cet enfant de g...-là.* »

Insensibilité complète sur la moitié droite du corps; V... envoie au diable ceux qui lui bouchent l'œil gauche. L'œil droit est incapable de distinguer les objets. Hémiplégie droite, flasque, absolue, avec perte de sensibilité. Il lit bien avec l'œil qui reste intact; il répond qu'il a vingt-deux ans et qu'il est à l'hôpital militaire de Rochefort; il veut enfoncer sa baïonnette dans le ventre de M. Berjon.

Avant d'avoir éte à Bicêtre, il a éte à Chartres jusqu'à vingt et un ans; il n'a jamais, dit-il, bougé de Chartres, n'a jamais été à Bonneval, mais il se rappelle vaguement Saint-Urbain, où il prétend avoir été élevé, avoir appris le métier de vigneron et où il buvait du bon vin. Puis, de là, il est retourné à Chartres; il a été un jour malade, aussi a-t-il été à Bicêtre quelques jours, puis enfin est venu à Rochefort où il est présentement. Il ignore la perte de l'usage de sa main droite, il a les deux mains comme tout le monde, et quand on lui dit : Donne-moi les mains, il donne deux fois la main gauche en disant : *Voilà les deux*.

Avec l'œil gauche, il voit double un porte-plume qu'on tient à distance, mais quand on le lui donne à tenir, il reconnaît qu'il n'y en a qu'un, sans chercher à s'expliquer le phénomène. Au bout de quelques minutes, il est pris d'une agitation légère avec respiration haletante, il ferme les yeux, puis bâille, se détire et revient enfin à l'etat normal.

Au cours de ses expériences, M. Voisin a appris un fait que nous ignorions.

V..., en sortant de Bourg, va à Nogent ou il aurait eté condamné à trois jours de prison pour vol. De là, il va à Paris à la préfecture, d'où il est envoyé à Sainte-Anne.

Dans une autre circonstance, V... se trouve transporté à Lafond (la Rochelle), il vient de se faire arracher une dent par M. Ramadier, et M. Mabille vient de sortir. Il montre son bras gauche où M. Mabille avait tracé un V; à la demande de M. Voisin, ce V devient rouge et sanguinolent.

Tels sont les faits observés autant par nous que par les différents medecins qui ont eu l'occasion de voir de près ce sujet.

CHAPITRE III

DISCUSSION SUR LE CAS DE V..

Nous venons d'analyser dans ses moindres détails la vie d'un hystéro-epileptique, extrêmement remarquable par la complexité des états de personnalité qu'elle a successivement présentés. Cette vie est coupée, morcelée, peut-on dire, par des périodes de crises dont chacune amène des changements profonds dans l'intimite de l'organisme. Fait plus remarquable encore! cet homme, par un changement spontané ou provoqué, peut revenir à une des époques antérieures de son existence et se retrouver exactement dans les mêmes conditions physiques et mentales qu'il présentait alors.

Il paraît utile de jeter un coup d'œil d'ensemble sur cette existence si tourmentée.

I

On a vu aux chapitres précédents que nous avions agi tour à tour sur les fonctions de sensibilité, de motilité et d'intelligence, poussant l'analyse aussi loin que possible. et toujours la modification d'une quelconque des trois fonctions nerveuses a entraîné la modification concordante des deux autres.

De cette étude plusieurs conclusions importantes nous paraissent découler.

La première est la complète independance des pages du livre de cette vie d'hystérique. Chaque page correspond à un état de conscience nouveau, mais privé du lien ordinaire des états de conscience successifs qui est la mémoire. Chacune a sa mémoire propre, psychique et organique, mais cette mémoire commence avec la page et finit avec elle. La feuille tournée, une personnalité nouvelle apparaît. L'unité et la continuité de la vie ne résident que dans la continuité des actes végétatifs, seuls ininterrompus, tandis que des personnalités étrangères les unes aux autres se succèdent sur ce même substratum organique.

Le deuxième fait est la relation précise, constante

et nécessaire qui lie étroitement les grandes fonctions du système nerveux de relation. Impossible de modifier la sensibilité sans entraîner la motricité, la conscience dans une modification concordante. Impossible d'agir sur la fonction motrice sans agir dans le même sens sur la sensibilite et la conscience. Impossible enfin de transporter la conscience sans qu'elle soit suivie d'un déplacement parallèle de la sensibilité et de la motricité.

C'est de la sorte que, par un quelconque des moyens indiqués, nous avons tourné à notre gré les pages du livre, et ce n'est pas un des faits les moins remarquables que de changer de fond en comble, l'etat psychique, par des moyens purement physiques, un métal, un aimant.

Il est des expériences négatives que nous n'avons pas cru devoir citer et qui ont pourtant leur enseignement. Par exemple, produit-on au hasard la contracture du bras gauche en demi-flexion, le sujet ne change pas d'état, il se réveille là où il est réellement. La conclusion toute naturelle est que cet etat ne correspond à aucune époque de sa vie, aussi cet état physique n'entraîne-t-il avec lui aucun état mental nouveau et spécial. On a ainsi un exemple très net d'un changement physique sans altération mentale.

Il importe de noter que parmi tous ces états, il en

est où le sujet n'est pas susceptible d'être hypnotisé et de passer par les trois périodes de léthargie, de catalepsie et de somnambulisme. Ce résultat était im possible à obtenir chaque fois qu'il ne présentait aucun trouble physique de la partie supérieure du corps, comme dans l'état de Saint-Urbain sans paralysie, de Bonneval avec paraplégie seule, de Rochefort à la fin de son séjour, quand il n'était plus pour ainsi dire paralysé.

Ces changements de personnalité n'ont jamais duré bien longtemps, un quart d'heure ou une demi-heure. Il est vrai qu'aucune tentative sérieuse n'a été faite pour maintenir pendant plusieurs jours et plusieurs semaines un état nouveau de personnalité.

Toutefois M. Mabille a observé une transformation spontanée qui a duré un jour entier. C'était un retour à l'état de Rochefort, avec contracture et caractère grossier.

Une question se pose tout naturellement. Est-il possible de démontrer que le sujet, dans sa vie passée, a subi les variations de paralysies et contractures hystériques qui s'attachent aux phases diverses de personnalites provoquées? Il est bien difficile de remonter aux plus lointaines époques de cette existence accidentée. Cependant, les renseignements que nous avons recueillis après coup, par une enquête à peine terminée aujourd'hui, nous ont démontré qu'il y avait une grande correlation, une concordance même à peu près complète. Ainsi les différentes dates se sont trouvées d'accord avec celles qu'avait relevées l'instruction faite au parquet du conseil de guerre, sur le passe de V..., alors prévenu de vol.

L'état de paralysie avec insensibilité à gauche du mois de janvier 1884 est en concordance avec l'observation de M. J. Voisin, à Bicêtre. Les renseignements recueillis auprès de M. Lacuire qui a soigné V..., à Bourg, ont donné certaines indications qui montrent que le sujet a présenté diverses phases assez différentes les unes des autres. L'etat de Bonneval concorde parfaitement avec l'observation publiée de M. Camuset. Enfin nous sommes restés plus de six mois à nous demander ce qu'était devenu le sujet de 1877 à 1880, et ce n'est que plus tard que M. Pasquier nous a appris qu'il etait resté trois ans paralysé des jambes à Saint-Urbain, présentant des crises souvent répétées. Le 24 octobre 1885, une personne étrangère, ayant placé l'hypnoscope d'Ochorowicz à un doigt de la main gauche, on a vu subitement V... se transférer et la paralysie du côté droit s'accentuer. Il se reveille en avril 1885, se retrouve à Rochefort avec l'attitude, la physionomie, le langage qu'il affectait cinq mois auparavant. L'un de nous se trouvait présent et a éte absolument stupefait de revoir le sujet si caractérisé qu'il avait bien connu et qui depuis s'était transformé.

Voilà donc une existence tout entière reconstituée et tout prouve que le sujet a passé par les diverses phases qu'une étude minutieuse a retrouvées. Nous ne savions rien des caractères différents des paralysies attachées aux périodes diverses de la vie de V..., avant de faire l'application de l'aimant, et peu à peu ce morceau de fer nous a appris tout son passé. Ainsi, nous ne connaissions qu'un petit côté de sa vie ; on a fait surgir differents etats de personnalité et les détails qu'il a donnés dans chacun d'eux se sont trouvés conformes aux renseignements puisés ensuite aux sources autorisées. Cette conformité ne laisse pas d'avoir une grande importance.

II

On peut se demander si ce n'est là qu'un cas d'alternance, de dédoublement ou autre modification de la personnalité. Est-ce un cas plus complexe et n'offrant qu'une analogie éloignée avec les cas déjà connus ?

Si l'on réduit ce cas aux deux états de conscience principaux du malade, on peut assurément y voir un exemple des plus frappants du dualisme des centres nerveux. Ainsi, il arrive à V... d'être pris de paralysie du côté droit, ce qui indique une lésion de la moitié gauche des centres nerveux; dans cet état, il est violent, arrogant, parle avec beaucoup de difficulté et se trouve incapable d'écrire en raison de la paralysie de la main droite. Que l'on fasse passer la paralysie du côte droit au côté gauche, et ce changement qui est absolument subit correspond à une modification du caractère. Immédiatement Louis V... se montre doux, poli et modeste; il parle aisément, il écrit sans peine. C'est à croire que Louis V..., dirigé par l'hémisphère droit de son cerveau, est un individu différent du Louis V... qui correspond à l'hémisphère gauche. La paralysie à droite ne laisse paraître que les aspects violents et brutaux de son caractère; la paralysie à gauche le transforme en un garçon paisible et bien élevé.

M. Myers croit devoir admettre que la personnalité de l'homme est double, comme son cerveau, que celle de l'hémisphère gauche est la bonne, tandis que celle de l'hémisphère droit est la mauvaise, la brutale et la sauvage. Selon qu'un homme est sous l'influence exclusive ou dominante de l'une ou de l'autre des moitiés de son cerveau, il exhibera un caractère, un tempérament, des aptitudes mêmes et des connais sances tout à fait differentes. Est-il reveillé en sursaut, par exemple, et son cerveau droit entre-t-il seul en activité, tandis que le gauche continue à sommeiller, il pourra se livrer à des actes absolument contraires à sa nature normale. De même, il se montrera un jour intelligent, honnête, plein de savoir : c'est le cerveau gauche qui le guide; un autre jour, bête, ignorant et malfaisant : c'est le cerveau droit qui fait des siennes.

Les conclusions tirees par M. Myers de ce cas doivent être présentées comme des hypothèses qui n'échapperont pas à toute critique. M. Brown-Séquard vient, en effet, de produire de nombreuses expériences qui tendent à contredire le dualisme cérébral.

De plus, il existe des etats intermédiaires, et il faudrait voir s'ils rentrent dans la règle en se rapprochant plus ou moins de l'un ou de l'autre état principal.

M. J. Voisin a cherché à rapprocher ce cas de celui de Félida, et tenté d'expliquer l'amnésie périodique, comme l'avait fait M. Azam, par la superposition de deux états, un etat *prime* et un état *second*. Il croyait que V... n'avait présenté qu'une seule période d'état second, à savoir la période où il était contracturé des deux membres inférieurs. Au mois de janvier 1884, le sujet tombe dans une deuxième période d'état second, coïncidant encore avec une contracture, et cette phase dure trois mois. Le 17 avril la contracture disparaît et le malade revient à l'état prime. Or ce malade en état prime a perdu, il est vrai, la mémoire de l'état second, et, à ce point de vue, il est semblable à Félida; mais dans la deuxième période d'état second (janvier, avril 1884) il ne s'est pas souvenu de la première période d'état second; il ignorait avoir été paralysé des jambes à Bonneval (1880). Il est remarquable, dit M. Voisin, que les phases précédentes d'état second paraissent définitivement rayées de son souvenir. A peine, dans la condition seconde, son esprit a-t-il l'avantage de garder l'empreinte de quelques semaines ou de quelques mois qui viennent de s'écouler depuis qu'il est en contracture, car ces périodes d'état second ont exactement coïncidé avec des contractures étendues. A nos yeux cela signifie que la contracture n'est pas suffisante pour caractériser un *état*. La distribution de cette contracture a une importance de premier ordre, et quand V... s'est trouvé à Bicêtre en contracture hémiplégique, son état était différent de celui de Bonneval où la contracture était paraplégique. Nous ne pouvons donc en rester à l'*etat prime* et à l'*état second.* Nous avons toute une serie d'états étrangers les uns aux autres. M. Voisin fait aussi remarquer que dans cet état second, le malade présente un aspect bien different, tant au point de vue intellectuel qu'au point de vue moral, de celui qu'il a dans l'état prime. Quand il est contracturé, en effet, ou en état second, le malade est doux, enfantin, il a un langage impersonnel, comme les bébés, et il possède peu de connaissances générales. Quand la contracture disparaît, le langage redevient vif, les mots arrivent abondamment. les tournures des phrases sont correctes et le malade devient querelleur, taquin, indiscipliné et voleur. Pour nous encore, ce n'est pas la contracture qui entraîne ce mode enfantin de l'intelligence et de l'expression; cette contracture ramène le malade à son enfance, parce que c'est dans son enfance qu'elle a existé. La mémoire s'arrête à l'époque où cette contracture existait.

Quelles sont, continue M. Voisin, les influences physiques qui changent ainsi le ton général de l'organisme et par suite la mémoire? Un état du système vasculaire? Une action inhibitoire? Un arrêt fonctionnel? M. Voisin ne se prononce pas, mais il se rend compte de la partie du cerveau touchée en étudiant l'aphasie provoquée en somnambulisme. Quand il existait une contracture droite, l'ouverture de l'œil gauche provoquait l'arrêt de la parole, en même temps que l'hémicatalepsie gauche. Ceci prouve, d'après lui, que le malade se met à parler avec son cerveau droit, dont il a à faire l'education (en ouvrant l'œil gauche on stupéfiait le cerveau droit); c'est pourquoi il présente un langage impersonnel, enfantin. A peine dans les premiers jours parvenait-il à se faire comprendre; puis la parole lui revint progressivement, et il passa, mais plus rapidement, par toutes les phases que parcourt l'enfant qui apprend à parler.

Nos expériences démontrent aujourd'hui qu'en effet le sujet étant revenu à son enfance, la mémoire s'arrêtait à ses premières années; il ne savait pas encore les mots, les tournures des phrases régulières.

Le 20 février 1884, la contracture et l'hémianesthésie qui étaient à droite passèrent à gauche sous l'influence d'une injection hypodermique de nitrate de pilocarpine. L'aphasie provoquée, recherchée à ce moment, montre cette fois que l'ouverture palpébrale de l'œil droit, et non plus de l'œil gauche, détermine l'arrêt de la parole. Que signifie ce symptôme, si ce n'est que le malade parle de nouveau pendant cette contracture, avec son cerveau gauche, et qu'il s'est produit une certaine polarisation psychique, en même temps que le transfert de la contracture des membres?

Il paraît résulter de tout ceci pour M. Voisin que les causes qui chez ce malade amènent la contracture provoquent aussi l'arrêt fonctionnel de la circonvolution de Broca, tandis que les causes qui provoquent les troubles de la sensibilité ne paraissent pas influencer la fonction du langage, puisque dans l'etat prime le langage est correct bien qu'il existe une hémianesthésie cutanée et sensorielle. Toutefois dans les deux cas il y a une modification des cellules qui seivent de substratum à la memoire, puisque dans l'état prime et dans l'état second la mémoire n'est pas entière. Cette modification de la mémotre paraît plutôt due à une anesthésie, a une paralysie de ces cellules qu'à un défaut d'harmonie dans l'activite des deux hémisphères. Il n'y a pas incoherence ou doute dans les réponses qui sont très précises; il y a des pages de sa vie complètement déchirées et dont il n'a nul souvenir.

Il nous paraît inutile d'insister sur la lumière que nos expériences jettent sur ces états divers et sur l'interprétation nouvelle et plus satisfaisante qui en découle.

De même que MM. Mabille et Ramadier, M. J. Voisin a cherche à démontrer combien est intime le lien qui unit les crises nerveuses aux variations de la personnalité.

Jamais, en effet, on n'a vu chez V... la personnalité se transformer sans crises ou modifications nerveuses préalables. Chez lui l'attaque amène une réviviscence des sensations antérieurement emmagasinées; il semble revivre sa vie passée et parfois s'arrêter pour s'y fixer un instant, à certaines époques de sa vie, dont il revêt le caractère physique et mental. Les moyens physiques tels que l'aimant. comme premier phénomène provoquent toujours une attaque à laquelle succède le transfert physique et psychique.

Ce qui paraît bien évident encore, c'est que les périodes d'accès, qui se traduisent surtout par des contractures, s'accompagnent d'une sidération de l'activité cérébrale, qui peu à peu reprend sa fonction à mesure que le sujet tend à se rapprocher de l'état normal. Une comparaison seule pourra permettre de donner une idée de ces phénomènes : le cerveau comprend des compartiments nombreux, chargés chacun d'emmagasiner des idées; chacun d'eux se remplit et se vide à tour de rôle ; ce sont des tiroirs qui s'ouvrent à volonté. L'aimant, les métaux, la main, la suggestion elle-même, agissent à la façon de simples excitants. A cette excitation succède une réaction toujours la même pour le même excitant sensoriel.

Ce sont des faits qu'il faut enregistrer soigneusement, méditer longtemps avant de les interpréter;

mais leur réalité ne saurait faire de doute, car ils ont été contrôlés par de nombreux observateurs.

Nous n'avons ici d'autre but que de faire la synthèse de ce cas si embrouillé. Il faut prendre l'état le plus complet, celui où le sujet présente le moins de troubles physiques, en même temps que la mémoire est le plus étendue. Cet état correspond à celui qui a été noté sous le numéro 6.

V... se retrouve alors le 6 mars 1885, il est à peu près équilibré ; le cerveau est ouvert et il se rappelle les principales phases et la plus grande partie de sa vie. Il y a cependant encore de nombreuses lacunes qui correspondent toutes à des périodes de crise. Dans cet état, en effet, nul souvenir des attaques accompagnées de paralysie et de contracture qu'il auraiteues à l'âge de cinq ans à Chartres, de treize ans à la colonie de Saint-Urbain ; aucune notion de cette longue étape pendant laquelle il a été paralysé et contracturé des jambes et qui commence à Saint-Urbain en 1877, après l'accident de la vipère, et se termine à Bonneval en mai 1880, pas plus que de cette paralysie gauche avec contracture, qu'il aurait eue à Bonneval quelques mois plus tard, ni des différents états de paralysie avec contracture qu'il a présentés pendant son séjour à l'hospice de Bourg, ni enfin de cette période de trois mois constatée à Bicêtre pendant laquelle il a été contracturé tantôt à droite, tantôt à gauche. En dehors de ces périodes d'attaques, comme on pourrait les appeler, qui sont bien connues, il y a encore d'autres lacunes de la mémoire correspondant sans doute à d'autres attaques dont on ne parle pas parce qu'il est impossible de vérifier leur existence.

Ainsi débarrasssé à peu près de toute infirmité du mouvement et de la sensibilité, le sujet ne se trouve jamais qu'à deux époques : à quatorze ans, alors qu'il a été à peine malade, au moment même où un accident va arriver qui doit bouleverser profondément tout son être ; à vingt-deux ans, alors que par une transformation spontanée et commune dans sa maladie, les paralysies motrices et sensibles avaient momentanément disparu. Dans ces deux états principaux, la conscience est aussi à peu près complète, avec cette distinction importante que, dans l'etat de vingt-deux ans, la mémoire nécessairement est plus étendue de six ans; elle ne s'arrête que le 6 mars 1885.

Mais on trouve encore deux états intermediaires importants; dans l'un V... reste après ses crises paralysé et insensible à droite, dans l'autre il est paralysé et insensible à gauche.

L'état de paralysie gauche comprend deux périodes analogues qu'il aurait présentées à Bicêtre, à Sainte-

Anne, à Bourg et à Mâcon; l'etat mental est concordant, V... parle mieux, est plus poli et son éducation est meilleure. Or, dans ce cas, il semble que ce soit le cerveau gauche qui est degage, ce qui donne un certain gain de cause à la théorie du dédoublement de l'activité cérébrale. L'etat de paralysie droite correspond aux périodes analogues traversées à Rochefort, à Bicêtre et à Bonneval; l'état mental est different de l'état précédent, V... parle mal. est grossier et violent et présente une mauvaise education.

On peut donc résumer la vie de ce sujet sous forme d'une ligne qui indique les quatre principaux états qui viennent d'être mis en relief avec les coupures qui ont été faites par la maladie. La vie entière est représentée par une ligne indéfinie, mais qui est souvent interrompue. Elle peut se subdiviser elle-même en quatre grandes étapes : une première qui s'arrête à l'âge de quatorze ans, sans troubles somatiques bien appréciables, une seconde d'hémiplégie droite qui présente des interruptions, une troisième d'hemiplégie gauche également interrompue et enfin une quatrième, la plus complète, qui va jusqu'à l'âge de vingt-deux ans, mais encore souvent interrompue. (Voir fig 11.)

Le cas que nous venons d'étudier, d'analyser dans

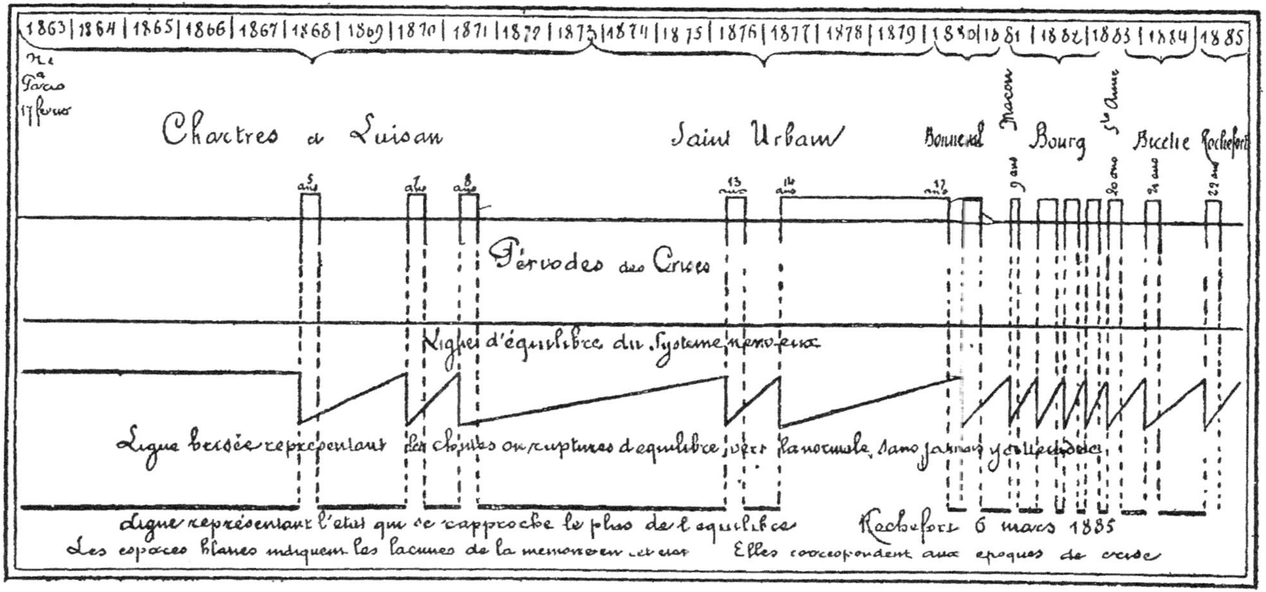

FIG. 11. — Schéma de la vie de V...

tous ses détails et d'interpréter, autant qu'il est possible de le faire dans l'état actuel de la science, est certainement très rare par sa complexité; il nous donne la clé de phénomènes analogues mais plus simples que l'on rencontre chez un certain nombre de sujets.

Tous sont susceptibles de la même explication; aussi nous réservons-nous de la tenter quand nous aurons passé en revue quelques autres faits.

CHAPITRE IV

ÉTATS DE PERSONNALITÉ SUR D'AUTRES SUJETS

Nous avons cherché chez d'autres sujets si nous pouvions constater des phénomènes analogues à ceux que nous venions d'observer sur V... Une femme nous a fourni l'occasion de ces recherches. A son état normal, elle ne se rappelait qu'une partie assez restreinte de sa vie, tandis qu'en somnambulisme elle voyait sa vie se dérouler tout entière; de plus, elle avait été affectée, à une certaine époque, d'une paralysie avec contracture, et en la remettant dans ce même état physique, elle s'est retrouvée dans le même état d'esprit.

Chez d'autres sujets, moins déséquilibrés, mais faciles à hypnotiser, il a été possible de rappeler des états de conscience antérieurs et concordant avec la réalité. Ce sont ces divers faits que nous allons maintenant exposer.

I

Victorine M..., âgée de vingt-six ans, est une grande hystérique qui a éprouvé à une certaine époque de son existence des crises convulsives qui ont bouleversé tout son être. A la suite d'une grande attaque, elle a perdu le souvenir de sa vie antérieure; mais en somnambulisme provoqué, il est facile de lui faire recouvrer toute sa mémoire.

C'est au mois d'avril 1885 que nous avons eu occasion de l'observer.

A cette époque, elle présentait une hémianesthésie assez complète; on peut la pincer, la piquer du côté droit, elle reste insensible. La sensibilité générale est donc diminuée, et la sensibilité spéciale sensorielle également émoussée. La vision de l'œil droit ne permet de distinguer les objets qu'à une très courte distance; quant aux couleurs, il en est certaines, comme le rouge, dont la notion est conservée; d'autres, comme le bleu et le jaune, sont confondues. La motilité est intacte; pas d'hémiplégie ni même de parésie. Voilà pour le côté droit.

A gauche, il existe une hyperesthésie très développée; la vibration d'une chiquenaude à quelques centimètres de la peau suffit à provoquer une vive douleur. L'acuité des sens est conservée. La zone hystérogène est à gauche dans la région de l'ovaire.

La nutrition se fait bien ; l'embonpoint est modéré, l'appétit peu développé ; cette femme dejeune mais ne dîne presque jamais. La constipation est ordinaire; une selle tous les trois jours environ. L'urine est diminuée; les règles ne sont pas régulières.

L'intelligence est assez bornée ; le raisonnement souvent peu juste. Le caractère est doux, mais inégal. V... M... est souvent capricieuse et parfois irritable.

Le point capital sur lequel nous voulons particulièrement insister, c'est que dans cet état ordinaire, cette malade a perdu la notion de la plus grande partie de sa vie. Son souvenir ne porte que sur les faits postérieurs à l'époque où elle paraît avoir été atteinte de grandes crises d'hystérie, à la suite d'un profond chagrin.

Dans cet état, elle sait qu'elle se trouve à Rochefort depuis deux ans passés; elle venait de Versailles où elle avait séjourné deux ans, sortant de la Salpêtrière où elle avait été traitée dix-huit mois. Avant d'entrer dans cet hospice, elle habitait en dernier lieu la rue des Gobelins où elle a été malade et où elle a perdu son amant ; elle n'a qu'une vague notion de cette mort. Avant d'habiter la rue des Gobelins, elle occupait une chambre rue Cujas. C'est là que son souvenir s'arrête ; elle croit être née à Paris, dans cette chambre. Elle n'a aucune notion de sa famille, de son enfance ; elle ne sait pas où elle a appris à lire et à écrire ; et si on lui parle de la Salpêtrière, elle se fâche : « Suis-je « donc folle, dit-elle, pour avoir jamais été mise à la « Salpêtrière ? » Elle ne se rappelle ni M. Charcot ni les autres médecins de cet hospice.

Dans la condition normale, la mémoire se trouve donc bornée à une courte période de l'existence, deux ans environ.

En état de somnambulisme provoqué, la mémoire est complète ; sa vie se déroule tout entière. V... M... sait qu'elle est née dans une petite ville de Normandie qu'elle indique. Son père était commerçant ; sa mère est morte quand elle avait sept ans. Elle a été élevée par une nourrice à trois lieues de chez elle. Elle a un frère plus âgé qu'elle de deux ans. Elle avait deux sœurs plus jeunes ; l'une est morte d'une maladie de poitrine, l'autre se trouve à Paris. Son père était israélite et sa mère catholique ; son frère et elle sont israélites, tandis que ses deux sœurs ont été baptisées catholiques. Elle sait que sa mère était souvent souffrante et qu'elle était sujette aux crises de nerfs. Dès l'âge de huit ans elle a été placée dans un pensionnat israelite. Les moindres détails de sa vie de pension lui sont connus. Elle en est sortie à quinze ans pour revenir à la maison paternelle. Là elle se laisse séduire par un commis de son père et elle part avec lui pour Paris. Elle avait seize ans. Elle habite quelques années la rue Cujas, puis elle change d'appartement et va habiter la rue des Gobelins. Au bout de trois mois elle perd son amant de fièvre typhoïde et revient habiter rue Cujas. Elle y reste seulement huit jours; elle tombe malade et est admise à la Salpêtrière; elle en sort pour aller à Versailles et de là à Rochefort. Dans le somnambulisme, la mémoire est donc complète. Le livre de cette vie est ouvert tout entier; aucun feuillet n'est déchiré. En même temps l'état physique s'est transformé; il n'existe ni anesthésie ni hyperesthésie.

Voilà donc deux conditions bien différentes aux points de vue physique et psychique.

En étudiant de plus près cette malade, on découvre des différences encore plus grandes si l'on tient compte des sentiments propres à chaque état et de leur expression par le geste, la physionomie, le langage et l'écriture.

Dans l'état ordinaire, le sujet a un langage approprié à sa situation sociale. L'écriture mérite d'être remarquée.

En somnambulisme, au contraire, le langage est réserve, l'attitude timide. V... M... lit des deux yeux; son écriture est modifiée.

On est tenté tout d'abord d'assimiler ces deux états à ceux de Félida, et, à l'exemple de M. Azam, de les nommer *condition prime* et *condition seconde*. Toutefois, en pénétrant plus profondément dans cette étude, on s'aperçoit bientôt que la condition seconde peut se décomposer en plusieurs états differents correspondant aux différentes époques de la vie. L'état ordinaire actuel n'est autre chose qu'une de ces époques. L'état complet des facultés mentales ne s'obtient plus qu'artificiellement, par le somnambulisme provoqué.

Nous avons eu plus de peine que sur le sujet du chapitre précédent à provoquer le changement d'état par les moyens physiques. L'aimant, plusieurs métaux, ne donnèrent pas le résultat désiré. Une plaque de *zinc* appliquée sur le côté insensible produisit un tremblement bientôt étendu à l'autre côté du corps, tremblement qui cessa bientôt et laissa après lui un état tout nouveau.

L'hyperesthésie existe toujours à gauche; l'acuité visuelle est plus faible qu'à l'état ordinaire, surtout à gauche. Paresie et légère contracture générales; la marche et même l'attitude debout sont impossibles; le bras gauche est complètement paralysé. La malade se croit à la Salpêtrière, dans le service de M. Charcot, où elle dit être entrée depuis six mois. Elle se croit en 1881. Elle n'a que vingt et un ans. La mémoire est complète du reste depuis l'enfance jusqu'à cette époque.

Nous avons obtenu ce même état en agissant par la suggestion sur le système moteur :

« Au réveil, vous aurez les mouvements difficiles « et douloureux, le bras gauche sera paralysé ; tout « le côté gauche sera très sensible. » La suggestion est fidèlement exécutée, et quand on demande alors à V... M... où elle se trouve, elle répond imperturbablement qu'elle est à la Salpêtrière, service de M. Charcot, qu'elle a vingt et un ans, etc.

Enfin, le même état a encore été obtenu en agissant par la suggestion sur l'état mental : « Vous vous « réveillerez à la Salpêtrière, à l'âge de vingt et un « ans, en 1881. » Au réveil, le bras gauche est paralysé; tous les mouvements sont difficiles; le côté gauche est hyperesthésié.

Ici, par conséquent, comme chez notre premier sujet, on obtient des états concordants psychiques et somatiques, en agissant sur une quelconque des fonctions nerveuses.

Ce résultat nous donna l'idée de faire apparaître

les différentes phases de l'existence de V... M... par la suggestion ainsi faite : « Au réveil, vous aurez tel « âge »; ou encore : « Vous vous reveillerez à tel « endroit. » Toujours nous avons obtenu un état physique et un etat mental absolument d'accord.

On lui dit de se trouver avenue des Gobelins au moment de la maladie de son amant. Au réveil, elle n'a plus de troubles de la sensibilite. Elle est en proie à une vive douleur morale; elle pleure à chaudes larmes. On lui demande pourquoi elle pleure : « Voyez mon amant qui se meurt d'une fièvre typhoïde! »

On la ramène encore à l'âge de quinze ans, elle est sur le point de sortir de pension. Elle rend compte de ses occupations journalières. Elle ne peut faire du crochet, mais elle fait de la tapisserie. Son écriture est formée comme il convient à cet âge. La memoire est complète. Les mouvements sont parfaitement libres.

Enfin on lui dit de se réveiller à l'âge de dix ans. Elle n'est pas encore malade ; sa voix est enfantine, sa physionomie est tout à fait changée. Elle sait qu'elle est à la pension depuis deux ans; sa mémoire est complète du reste jusqu'à cette époque. Elle connaît sa maîtresse, sa pension, ses amies. Ses gestes, ses habitudes, ses paroles, sont en concordance parfaite avec son âge. Son ecriture est celle d'un enfant. La sensibilité et les mouvements ont toute leur intégrité.

En s'adressant à la mémoire seule, par la suggestion, on retrouve les mêmes états avec l'attitude, les goûts, le langage, l'écriture et les phénomènes somatiques qu'elle avait à telle ou telle époque de sa vie.

Par exemple : « A votre réveil, vous ne vous souviendrez que des dix premières années de votre vie. » Elle se trouve à la pension :

« *Elle aura dix ans au 7 avril prochain, elle ne* « *peut dire l'année. Elle est en pension depuis deux* « *ans, elle venait de chez papa, où elle est restée* « *quelques mois seulement. Elle a été élevée chez une* « *nourrice où elle est restee jusqu'à sept ans et demi.* « *Son père l'avait laissée en nourrice parce qu'il ne* « *l'aimait pas. On n'a jamais voulu lui laisser voir* « *sa mère qu'elle aurait perdue à huit ans.* » Sa voix est enfantine. Elle a les goûts de son âge et s'amuse avec une poupée qu'on lui met entre les mains. Pas de troubles du mouvement ni de la sensibilité. Son écriture est absolument la même que lorsqu'on lui a dit de se réveiller à dix ans.

On voit, par ces exemples, que l'on peut faire revivre toutes les impressions qui ont été emmagasinées dans le cerveau à telle ou telle époque de la vie et que ce réveil de la conscience est suivi des manifestations physiques qui existaient à cette époque.

II

Ces faits de variations de la personnalité sont moins rares qu'on ne le suppose. Il a été donné à l'un de nous d'observer une jeune malade qui a perdu la mémoire à la suite de crises d'hystérie.

Il s'agit d'une jeune fille qui, à l'âge de douze ans, le 5 octobre 1884, a été prise brusquement pendant qu'elle travaillait en classe, d'une perte complète de connaissance qui se prolongea une demi-heure environ. Cet accident se reproduisit les jours suivants dans la soirée et régulièrement à la même heure. L'enfant restait étendue, inerte, dans un état de résolution musculaire complète, sans le moindre changement dans la coloration de la face, dans le pouls, la respiration. L'accès finissait brusquement comme il avait commencé et l'enfant déclarait qu'elle n'avait pas conscience de ce qui venait de se passer. Elle souffrait de la tête continuellement. Anesthésie complète de la main et de l'avant-bras droit, du pied et de la jambe du même côté, pas de troubles de la motilité. Après une dizaine d'accès, parésie dans le membre inférieur droit, puis dans le gauche. Quinze à vingt jours après le début des accidents, la station debout n'était plus possible et le lit devait être forcément gardé. En même temps survenaient des troubles de la vue, de l'ouie et la perte de la mémoire. Plus tard sont survenus des contractures musculaires, de l'hyperesthésie cutanée et des accès convulsifs. Dans l'intervalle des accès, appétit irrégulier, faible ou nul; elle ne mange pas de viande. Pas un seul vomissement depuis la première perte de connaissance. Pas de constipation habituelle. Pouls régulier, parfois ralenti. Urine ne contenant que 4 grammes d'urée par jour. Pas de fièvre. Sommeil interrompu par des douleurs de tête. L'intelligence est nette, le jugement parfait, l'esprit fin, délié, prompt; le caractère généralement gai, enjoué, mais la mémoire a totalement disparu, quinze jours après le début de sa maladie. A partir de cette époque, l'enfant se trouve tout à coup sans le moindre souvenir des faits antérieurs et de la plupart des notions d'ordre quelconque qu'elle avait acquises. Excepté ses parents qui s'occupent d'elle constamment, elle ne reconnaît plus personne. Elle a même oublié ses deux jeunes frères que cependant elle voit à chaque instant. Elle ne sait plus lire, ni écrire, ni toucher du piano. La mémoire des choses et des objets les plus communs est perdue et les mots qui les désignent ne réveillent plus aucune idée. Pourtant elle parle très volontiers, son intelligence est ouverte et cherche à s'appliquer ; de sa part, il y a donc continuellement des questions, des comparaisons avec les objets placés à sa portée pour arriver à comprendre ce qu'elle a toujours ignoré. Bien plus, elle ne se souvient en général que d'une manière confuse de ce qui c'est passé les jours précédents.

Ses facultés affectives n'ont pas été atteintes. Quand son père est en voyage, elle demande de ses nouvelles et s'intéresse à ses lettres ; elle n'a pas voulu se séparer d'un médaillon contenant sa photographie. L'enfant souffre continuellement d'une céphalalgie sourde, généralisée et aussi d'une douleur profonde dans la région du cœur.

Il persiste de l'anesthésie et de l'hyperesthesie. Tous les sens sont affectés. Il y a des hallucinations de la vue, des contractures permanentes, il en est de passagères.

Les accès, c'est-à-dire les pertes de connaissance avec ou sans convulsions, sont rapidement devenues très fréquents ; de un, le nombre s'est bientôt élevé à ving-cinq par jour. Les accès se produisent exclusivement le jour et dans la première moitié de la nuit. Leur durée est excessivement variable. Quelques-uns, non convulsifs, ressemblent à l'absence épileptoïde et ne se prolongent pas au delà d'une ou deux minutes. Ils ne viennent point spontanément, mais ils sont déterminés par une impression vive, une contrariété. Les autres, beaucoup plus longs, s'accompagnent constamment de cris, d'agitations, de convulsions et sont dépendants de toute cause provocatrice extérieure. Ils durent de dix minutes à six heures. Pendant un temps, c'étaient des spasmes laryngiens très intenses. Il semblait que l'enfant allait mourir d'asphyxie. C'est alors que sont apparues la douleur profonde dans la région du cœur, l'hyperesthésie et les contractures de l'avant-bras, les irregularités et le ralentissement du pouls. Plus tard, les spasmes du larynx ont cessé pour faire place à un état convulsif général toujours avec douleur au cœur. Alors les accès de chaque jour comparés à ceux des jours précédents se reproduisent presque invariablement aux mêmes heures, avec la même durée et la même force. L'enfant sent l'accès venir; elle prend ses dispositions. Elle reste sans mouvement, les yeux fixes; il se fait une brusque inclinaison de la tête sur l'épaule droite, puis elle perd connaissance, applique sa main droite sur la région du cœur; elle est immobile, raidie, et tous les muscles des membres sont en contraction tonique... Au bout d'un certain temps se produisent des tentatives de soulèvement du tronc et de la tête en avant, puis des balancements de la tête qui brusquement se porte alternativement d'une épaule à l'autre.

L'état de la mémoire ne s'est pas modifié en 1886, et l'amnésie paraît se rattacher à l'apparition des premières crises et au développement des contractures, qui ont persisté.

III

Un autre cas, observé sur une jeune fille nerveuse, est remarquable au point de vue de la variation que l'on peut observer dans sa personnalite. Il suffit, dans l'état de sommeil, de lui dire de se retrouver à telle époque de sa vie pour que les souvenirs se réveillent nets et précis. Elle se trouve dans la même situation physique et mentale où elle se trouvait alors.

Jeanne R..., âgée de vingt-quatre ans, est née à Nouic, dans le département de la Haute-Vienne. Elle a habité chez ses parents jusqu'à l'âge de onze ans; elle a été envoyée à Mortemart où elle est restée trois ans, puis à Bellac où elle a appris l'état de lingère pendant un an. Vers l'âge de dix-sept ans, elle est entrée au service d'un grand propriétaire dans les environs de Larochefoucauld; elle s'y trouve encore en mars 1887, au moment où l'un de nous a eu l'occasion de l'observer.

C'est une jeune fille très nerveuse, mais aussi profondément anémique. Elle est sujette à des crises de pleurs et de sanglots; pas de crises convulsives, mais de fréquents évanouissements; appétit capricieux; dysménorrhée et aménorrhée.

Elle est facilement hypnotisable; elle dort d'un sommeil profond et à son réveil elle a de l'amnésie.

On lui dit de se réveiller à l'âge de six ans. Elle se trouve chez ses parents, on est au moment de la veillée, et l'occupation est de peler des châtaignes. Elle a envie de dormir et demande à se coucher; elle appelle son frère André afin de lui aider à finir sa besogne, pour aller dormir; mais André s'amuse à faire des petites maisons avec des châtaignes au lieu de travailler : « *Il est bien fainéant, il s'amuse à en peler dix, et moi il faut que je pèle le reste.* »

Dans çet état, elle parle le *patois limousin*, ne sait pas lire, connaît à peine l'A B C. Elle ne sait pas parler un mot de français. Sa petite sœur Louise ne veut pas dormir : « *Il faut toujours dandiner ma sœur qui a neuf mois.* » Elle a une attitude d'enfant.

Après lui avoir mis la main sur le front, on lui dit que dans deux minutes elle se retrouvera à l'âge de

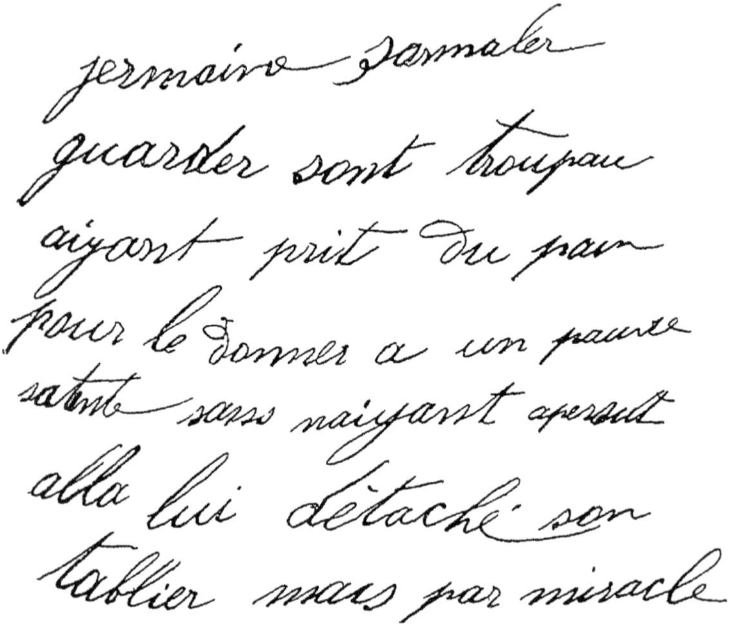

Fig. 12. — Dictee de Jeanne R... à l'âge de dix ans.

dix ans. Sa physionomie est toute différente ; son attitude n'est plus la même. Elle se trouve aux *Fraiss*, au château de la famille des Moustiers, près duquel elle habitait. Elle voit des tableaux et elle les admire. Elle demande où sont les sœurs qui l'ont accompagnée, elle va voir si elles viennent sur la route. Elle parle comme un enfant qui apprend à parler, va en classe chez les sœurs depuis deux ans, mais elle est restée bien longtemps sans y aller ; sa mère étant souvent malade, on l'obligeait à garder ses frères et ses sœurs. Elle commence à écrire depuis six mois, elle se rappelle une dictée qu'elle a donnée *mercredi* et elle écrit une page entière très couramment et par cœur ; c'est la dictée qu'elle a faite à l'âge de dix ans. (fig. 12).

Elle dit ne pas être très avancée : « *Marie Coutureau aura moins de fautes que moi; moi, je suis toujours après Marie Puybaudet et Marie Coutureau, mais Louise Rolland est après moi. Je crois que Jeanne Baulieu est celle qui fait le plus de fautes.* »

De la même manière, on lui dit de se retrouver à l'âge de quinze ans. Elle sert à Mortemart chez Mlle Brunerie : « *Demain, nous allons aller à une fête, à un mariage. — Au mariage de Baptiste Colombeau, le maréchal. C'est Léon qui sera mon cavalier. Oh! nous allons bien nous amuser! Oh! je n'irai pas au bal, Mlle Brunerie ne veut pas ; j'y vais bien un quart d'heure, mais elle ne le sait pas.* » Sa conversation est plus suivie que tout à l'heure. Ellle sait lire et écrire. Elle écrit *le Petit Savoyard* (fig. 13).

Avant d'entrer chez Mlle Brunerie, elle habitait chez

elle; il y a trois ans qu'elle est ici. Elle n'est pas bien malheureuse.

On lui dit de se réveiller le 11 novembre 1885. Elle se trouve chez ses maîtres. Il y a une chasse au cerf :

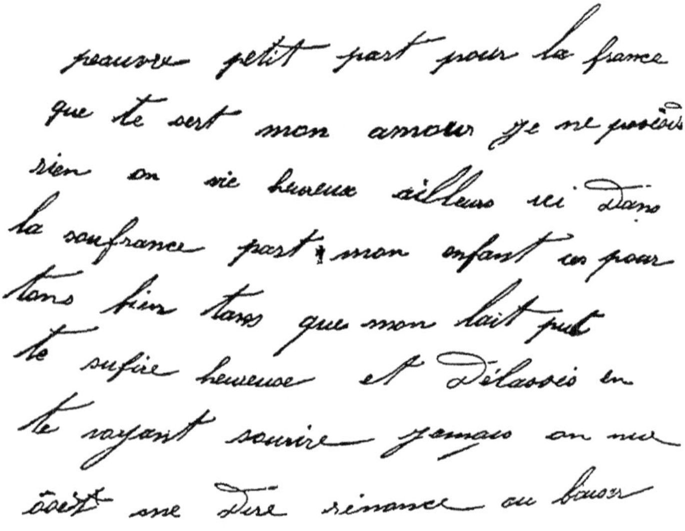
pauvre petit part pour la france
que te sert mon amour je ne pouvais
rien on vie heureux ailleurs ici dans
la soufrance part mon enfant va pour
tous bien tard que mon lait peut
te sufire heureuse et délassés en
te voyant sourire jamais on ne
[illegible] me dire ... au baiser

Fig. 13. — Écriture de Jeanne R... a l'âge de quinze ans.

« *Vite, Madame, Madame, descendez vite. Voyez, voyez, ils passent là-bas... Mademoiselle Thérèse, ne criez pas. Tenez, la voiture qui passe; voilà, voilà la voiture. Tenez, le cerf est mort; on le ramène en voiture.* » Elle fait la description exacte de tout ce qui s'est passé réellement.

A cette époque, elle a vingt-trois ans ; on lui demande un spécimen de son écriture. On lui dit d'écrire la lettre qu'elle a écrite l'autre jour à sa mère. Elle écrit sa lettre (fig. 14).

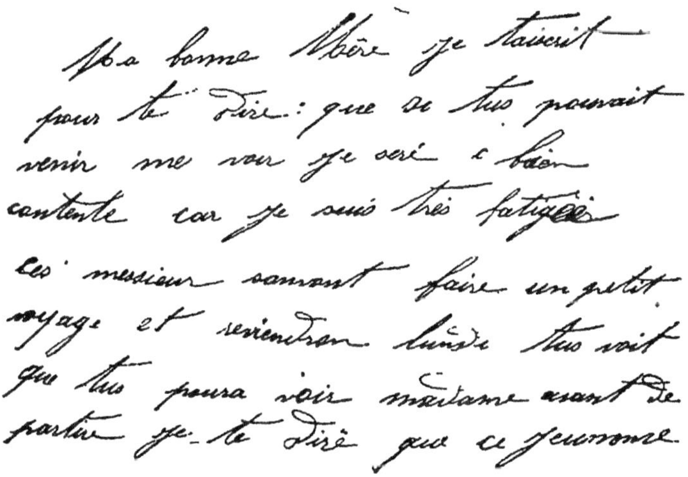
Ma bonne Mère je t'écrit
pour te dire : que si tu pouvait
venir me voir je seré si bien
contente car je suis très fatigée
ces messieur vont faire un petit
voyage et reviendron lundi tu voit
que tu poura voir madame avant de
partir je te dire que ce jeunomme

FIG 14 — Lettre écrite par Jeanne R.. a l'âge de vingt-trois ans.

On voit que ces trois écritures sont bien différentes. L'écriture de dix ans est bien celle d'un enfant ; entre celle de quinze ans et de vingt-trois ans, il y a moins de différence.

A son réveil, elle dit en parlant de la lettre de vingt-trois ans que c'est bien son écriture. Elle est étonnée d'avoir écrit *le Petit Savoyard* qu'elle ne sait plus; mais a quinze ans, elle le savait bien; Mlle Brunerie le lui faisait répéter souvent. Quand on lui fait voir la dictée qu'elle a faite à dix ans, elle dit que ce n'est pas elle qui l'a écrite.

CHAPITRE V

ALTERNANCE DE LA PERSONNALITÉ

Les *variations* que nous venons d'étudier ne constituent qu'une des formes des modifications que peut subir la personnalité. Nous devons maintenant les différencier des autres modifications, et pour cela jeter un coup d'œil sur les *alternances*, les *substitutions*, les *aliénations* de la personnalité.

La dénomination d'*alternance* de la personnalité comprend tous les cas qui ont été décrits sous le nom de *double conscience*, de *dédoublement* de la personnalité, d'*amnésie* périodique. C'est une vie double qui caractérise l'état de ces sujets; des phénomènes intermittents surviennent qui changent leur manière d'être et les font passer alternativement de l'un à l'autre de leurs deux états.

I

Mitchell et Nott[1] ont publié, en 1816, une observation qui est devenue célèbre, sous le nom d'histoire de la dame américaine de Mac-Nish.

Quelques années plus tard, elle a été reproduite par J. Franck[2], et enfin un peu plus tard par Mac-Nish[3]. Cette observation, la première en date, mérite d'être racontée.

« Une jeune dame instruite, bien élevée et d'une « bonne constitution, fut prise tout d'un coup et « sans avertissement préalable d'un sommeil profond « qui se prolongea plusieurs heures au delà du temps « ordinaire. A son réveil, elle avait oublié tout ce « qu'elle savait, sa mémoire n'avait conservé aucune « notion ni des mots ni des choses; il fallut tout lui « enseigner de nouveau; ainsi elle dut réapprendre à « lire, à écrire et à compter; peu à peu elle se familia- « risa avec les personnes et les objets de son entou- « rage qui étaient pour elle comme si elle les voyait « pour la première fois; ses progrès furent rapides. »

1 Mitchell et Nott, *Medical Repository*, janvier 1816.

2 Franck, *Pathologie interne*.

3 Mac-Nish, *Philosophy of sleep*, 1830.

« Après un temps assez long, plusieurs mois, elle
« fut, sans cause connue, atteinte d'un sommeil sem-
« blable à celui qui avait précédé sa nouvelle vie.

« A son réveil, elle se trouva exactement dans
« le même état où elle était avant son premier
« sommeil, mais elle n'avait aucun souvenir de tout
« ce qui s'était passé pendant l'intervalle; en un
« mot, dans l'*état ancien*, elle ignorait l'*etat nouveau*.

« C'est ainsi qu'elle nommait ses deux vies, les-
« quelles se continuaient isolément et alternativement
« par le souvenir.

« Pendant plus de quatre ans, cette jeune dame a
« présenté à peu près périodiquement ces phénomè-
« nes. Dans un etat ou dans l'autre, elle n'a pas plus
« de souvenance de son double caractère que deux
« personnes distinctes n'en ont de leurs natures res-
« pectives; par exemple, dans les périodes d'*état an-*
« *cien*, elle possède toutes les connaissances qu'elle
« a acquises dans son enfance et sa jeunesse; dans
« son *état nouveau*, elle ne sait que ce qu'elle a appris
« depuis son premier sommeil; si une personne lui est
« présentée dans un de ces états, elle est obligée de
« l'étudier et de la reconnaître dans les deux, pour
« en avoir la notion complète. Et il en est de même
« de toute chose.

« Dans son état ancien, elle a une très belle écri-

« ture, celle qu'elle a toujours eue, tandis que dans son « état nouveau, son ecriture est mauvaise, gauche, « comme enfantine; c'est qu'elle n'a eu ni le temps « ni les moyens de la perfectionner.

« Cette succession de phenomènes a dure quatre « années et Mme X... était arrivée à se tirer très bien « d'affaire, sans trop d'embarras, dans ses rapports « avec sa famille. »

M. Ribot[1] rapporte un certain nombre de faits analogues. Une femme de vingt-six ans fut prise, à la suite d'un excès de travail, d'une attaque d'hysterie de la plus grande violence. Après cette attaque, elle perdit la plus grande partie de ses souvenirs; ainsi, quoique avant sa maladie elle gagnât sa vie en donnant des leçons, elle avait oublie ce qui sert à écrire et ne comprenait l'utilité ni d'une plume ni d'un crayon. Cet etat ne dura que quelques semaines, apres lesquelles sa personnalite redevint entiere.

Une jeune femme, robuste et d une bonne santé, faillit se noyer dans une rivière. Quand elle reprit connaissance, elle était privee de tous ses sens, sauf la vue et le toucher; elle etait comme un animal prive de cerveau, sa personnalité etait altérée au point qu'il fallut tout lui reapprendre. Cet etat dura plusieurs

[1] Ribot, *Maladies de la memoire.*

mois pendant lesquels l'expérience de tous les jours et les soins de sa famille avancèrent son éducation; sa santé générale était parfaite. Un jour, sous l'influence d'un accès de jalousie, tout le passé lui revint à la mémoire, et elle se réveilla comme d'un sommeil de douze mois; mais elle avait perdu le souvenir de tout ce qui s'était passé pendant cette longue période de temps. Cependant sa personnalité longtemps altérée était devenue complète.

Le professeur Sharpey a raconté l'histoire d'une femme de vingt-quatre ans, chez laquelle une tendance irrésistible inaugura une période de sommeil de deux mois. A son réveil, elle était comme une autre personne, elle avait oublié presque tout ce qu'elle avait appris; tout lui semblait nouveau. Il fallut procéder à sa reéducation, et on a réussi, grâce à de nombreux soins, à en faire une personne suffisamment instruite et vivant de la vie de tout le monde. Bien qu'elle fût toujours la même femme, c'était une autre personnalité, un autre *moi* qui l'animait.

Il est d'autres exemples encore plus tranchés de dédoublement de la personnalité. L'hystérie est toujours la diathèse dominante chez les personnes qui présentent ces phénomènes singuliers. Les observations les plus curieuses sont dues à M. Azam (de Bordeaux) et à M. Dufay (de Blois).

II

Dans l'observation de M. Dufay[1], il s'agissait d'une jeune fille hystérique et somnambule depuis son enfance. Les phénomènes qu'elle a présentés ont été observés pendant une douzaine d'années. Ces accidents particuliers se sont surtout développés à la suite d'une immersion dans l'eau froide pendant une période d'accès.

« Les accès de M^le R... L... surviennent parfois « quand elle travaille. Tout d'un coup, son front « tombe brusquement sur le bord de la table où elle « travaille, le buste s'etant ployé en avant. Elle se « redresse après quelques secondes, arrache avec « dépit ses lunettes et continue le travail qu'elle avait « commencé, n'ayant plus besoin des verres con- « caves qu'une myopie considérable lui rend néces- « saire dans l'état normal, et se plaçant même de « manière a ce que son ouvrage soit moins exposé à « la lumière de la lampe.

[1] Dufay de Blois), *La notion de la personnalité (Revue scientifique*, 15 juillet 1876)

« A-t-elle besoin d'enfiler son aiguille, elle plonge
« ses deux mains sous la table, cherchant l'ombre,
« et reussit en moins d'une seconde à introduire la
« soie dans le chas, ce qu'elle ne fait qu'avec diffi-
« culte lorsqu'elle est à l'etat normal, aidée de ses
« lunettes et d'une vive lumière.

« Elle cause en travaillant, et une personne qui
« n'a pas été témoin du commencement de l'accès
« pourrait ne s'apercevoir de rien, si Mlle R... L... ne
« changeait de parler dès qu'elle est en somnambu-
« lisme. Alors elle parle *nègre*, remplaçant *je* par *moi*.
« comme les enfants ; ainsi elle dit : *Quand moi est*
« *bête ;* cela signifie, quand je ne suis pas en som-
« nambulisme.

« Son intelligence, dejà développée, acquiert pen-
« dant la crise un développement remarquable. Sa
« mémoire devient extraordinaire, et Mlle R... L..
« peut raconter les moindres évenements dont elle
« a eu connaissance, tant dans son etat normal que
« pendant les accès de somnambulisme.

« Mais de ces souvenirs, tous ceux relatifs aux
« périodes de somnambulisme se voilent complète-
« ment dès que l'accès a cessé, et il est souvent
« arrivé d'exciter chez Mlle R... L... un étonnement
« allant jusqu'à la stupéfaction en lui rappelant des
« faits entièrement oubliés, de la *fille bête*, suivant

« son expression, et que la somnambule avait fait « connaître. La difference de ces deux manières « d'être est on ne peut plus tranchée. »

On voit que Mlle R. L .. a comme deux personnalités. Bien qu'elle soit toujours Mlle R. L..., elle a non seulement deux manières d'être distinctes pour celui qui l'observe, mais aussi pour elle-même; en effet, elle parle de l'*autre* à la troisieme personne, et elle ignore dans son etat premier ce que cette *autre* a fait dans son état second.

III

Le cas de M. Azam est encore plus typique. Il est antérieur à celui de M. Dufay et a eté observé depuis 1858 jusqu'à ce jour, dans ses moindres détails. Il mérite de nous arrêter un peu plus longtemps[1].

Félida X... est née à Bordeaux en 1843, de parents bien portants. Son développement s'est fait d'une façon régulière. A l'âge de treize ans, peu après la puberté, elle a présenté des symptômes dénotant une

[1] Azam, *Hypnotisme, double Conscience et Alterations de la personnalite.* Paris, 1887. *(Bibl. scientifique contemporaine.)*

hystérie commençante : accidents varies, douleurs vagues, hémorrhagies pulmonaires. que n'expliquait pas l'etat des organes de la respiration.

Vers l'âge de quatorze ans et demi se sont montrés des phenomènes particuliers. Sans cause connue, quelquefois sous l'empire d'une emotion, Felida X... éprouvait une douleur aux deux tempes et tombait dans un accablement profond, semblable au sommeil. Cet état durait environ dix minutes ; après ce temps et spontanément, elle ouvrait les yeux, paraissait s'eveiller et entrait dans un état spécial qui durait une heure ou deux, puis l'accablement et le sommeil reparaissaient et Felida rentrait dans l'etat ordinaire.

Cette sorte d'accès revenait tous les cinq ou six jours ou plus rarement ; ses parents et les personnes de son entourage, considérant le changement de ses allures pendant cette sorte de seconde vie et son oubli au reveil, la croyaient folle.

Bientôt les accidents de l'hysterie proprement dite s'aggravèrent. Félida eut des convulsions, et les phenomènes de pretendue folie devinrent plus inquiétants.

C'est alors, en juin 1858, que la malade commença à être observee par M. Azam.

A cette époque, Felida X... est sujette à de fréquentes hémoptysies, malgre son embonpoint ordinaire ; très intelligente et assez instruite pour son état social, elle est d'un caractère triste, même morose ; elle parle peu, sa conversation est serieuse, sa volonté est très arrêtee et son ardeur au travail très grande. Ses sentiments affectifs paraissent peu développés. Elle pense sans cesse à son état maladif qui lui inspire des preoccupations sérieuses, et souffre des douleurs très vives dans plusieurs points du corps, particulièrement à la tête; le symptôme nommé clou hysterique est chez elle très développe.

Presque chaque jour, sans cause connue ou sous l'empire d'une emotion, elle est prise de ce qu'elle appelle sa crise; en fait, elle entre dans son deuxième état. Félida est assise, un ouvrage de couture à la main; tout d'un coup, sans que rien puisse le faire prévoir et apres une douleur aux tempes plus violente que d'habitude, sa tête tombe sur sa poitrine, ses mains demeurent inactives et descendent inertes le long du corps; elle dort ou paraît dormir, mais d'un sommeil spécial, car aucun bruit, aucune excitation, pincement ou piqûre, ne sauraient l'éveiller; de plus, cette sorte de sommeil est absolument subit. Il dure deux à trois minutes; autrefois il était beaucoup plus long.

Après ce temps Felida s'éveille, mais elle n'est plus dans l'état intellectuel où elle était quand elle s'est endormie. Tout paraît different. Elle lève la tête et, ouvrant les yeux, salue en souriant les personnes qui l'entourent comme si elles venaient d'arriver ; sa physionomie, triste et silencieuse auparavant, s'éclaire et respire la gaiete ; sa parole est brève et elle continue, en fredonnant, l'ouvrage d'aiguille que dans l'état précédent, elle avait commencé ; elle se lève, sa marche est agile et elle se plaint à peine des mille douleurs qui, quelques minutes auparavant, la faisaient souffrir ; elle vaque aux soins ordinaires du ménage, sort, circule dans la ville, fait des visites, entreprend un ouvrage quelconque, et ses allures et sa gaieté sont celles d'une jeune fille de son âge bien portante ; nul ne saurait trouver quelque chose d'extraordinaire à sa façon d'être. Seulement son caractère est complement changé ; de triste, elle est devenue gaie et sa vivacité touche à la turbulence ; son imagination est plus exaltee ; pour le moindre motif elle s'émeut en tristesse et en joie ; d'indifférente à tout, elle est devenue sensible à l'excès.

Dans cet état, elle se souvient parfaitement de tout ce qui s'est passé pendant les autres états semblables qui ont précédé et aussi pendant sa vie normale. Il est bon d'ajouter qu'elle a toujours soutenu que l'état, quel qu'il soit, dans lequel elle est au moment où on lui parle, est l'état normal qu'elle nomme sa *raison* par opposition à l'autre qu'elle appelle sa *crise*.

Dans cette vie comme dans l'autre, ses facultés intellectuelles et morales, bien que différentes, sont incontestablement entieres : aucune idee délirante, aucune fausse appréciation, aucune hallucination. Félida est autre, voilà tout. On peut même dire que dans ce deuxième etat, dans cette *condition seconde*, comme l'appelle M. Azam, toutes ses facultés paraissent plus développees et plus completes.

Cette deuxième vie, où la douleur physique ne se fait pas sentir, est de beaucoup supérieure à l'autre; elle l'est surtout par ce fait considerable que, pendant sa durée, Felida se souvient non seulement de ce qui s'est passe pendant les accès précedents, mais aussi de toute sa vie normale, tandis que pendant sa vie normale, elle n'a aucun souvenir de ce qui s'est passe pendant ses acces.

Après un temps variable, tout à coup la gaieté de Félida disparaît, sa tête se fléchit sur sa poitrine et elle retombe dans un etat de torpeur. Trois à quatre minutes s'écoulent et elle ouvre les yeux pour rentrer dans son existence ordinaire. On s'en aperçoit à peine, car elle continue son travail avec ardeur, presque avec acharnement; le plus souvent c'est un travail de couture entrepris dans la période qui précède; elle ne le connaît pas, et il lui faut un effort d'esprit pour le comprendre. Néanmoins elle le continue comme elle peut, en gémissant sur sa malheureuse situation; sa famille, qui a l'habitude de cet état, l'aide à se mettre au courant.

Quelques minutes auparavant elle chantonnait quelque romance; on la lui redemande; elle ignore absolument ce qu'on veut dire. On lui parle d'une visite qu'elle vient de recevoir; elle n'a vu personne. L'oubli ne porte que sur ce qui s'est passe pendant la condition seconde, aucune idée générale acquise antérieurement n'est atteinte, elle sait parfaitement lire, écrire, compter, tailler, coudre, etc., et mille autres choses qu'elle savait avant d'être malade ou qu'elle a apprises pendant ses périodes précédentes d'etat normal.

La séparation de ces deux existences est très nette, comme le fait suivant peut le demontrer. Un jeune homme de dix-huit à vingt ans connaissait Felida X... depuis son enfance, et venait dans la maison; ces jeunes gens ayant l'un pour l'autre une grande affection s'étaient promis le mariage. Pendant sa condition seconde, elle s'abandonne à lui et devient grosse. Dans sa période de vie normale, elle l'ignore.

Un jour, Félida, plus triste qu'à l'ordinaire, dit à son médecin, les larmes dans les yeux, que « sa maladie s'aggrave, que son ventre grossit et qu'elle a chaque matin des envies de vomir » ; en un mot elle lui fait le tableau le plus complet d'une grossesse qui commence ; elle le consulte sur les troubles physiologiques de sa grossesse qu'elle prend pour des maladies. Dans l'accès qui suit de près, Félida dit : « Je me souviens parfaitement de ce que je viens de vous dire, vous avez dû facilement me comprendre, je l'avoue sans détours... je crois être grosse. » Dans cette deuxième vie, sa grossesse ne l'inquiétait pas, et elle en prenait assez gaiement son parti. Devenue enceinte pendant sa condition seconde, elle l'ignorait donc pendant son état normal et ne le savait que pendant ses autres états semblables. Mais cette ignorance ne pouvait durer ; une voisine devant laquelle elle s'était expliquee fort clairement et qui, plus sceptique qu'il ne convient, croyait que Félida jouait la comédie, après l'accès lui rappela brutalement sa confidence. Cette decouverte fit à la jeune fille une si forte impression qu'elle eut des convulsions hystériques très violentes.

A l'âge de dix-sept ans et demi, Félida a fait ses premières couches, et pendant les deux années qui ont suivi, sa santé a ete excellente ; aucun phénomène particulier n'a été observé.

Vers dix-neuf ans et demi, les accidents reparaissent avec une moyenne intensité. Un an après, deuxième grossesse très pénible, crachements de sang considerables et accidents nerveux variés, se rattachant à l'hysterie, tels que accès de léthargie qui durent trois et quatre heures.

A ce moment et jusqu'à l'âge de vingt-quatre ans, les accès se sont montrés plus nombreux, et leur durée, qui a d'abord égalé celle des periodes d'état normal, commence à les depasser. Les hemorrhagics pulmonaires sont devenues plus frequentes et plus considerables. Félida a éte atteinte de paralysies partielles, d'accès de lethargie, d'extase, etc.

De vingt-quatre à vingt-sept ans, cette malade a eu trois années complètes d'état normal, puis la maladie a reparu. Dans l'espace de seize années, Félida a eu onze grossesses à terme ou fausses couches.

La condition seconde, la période d'accès qui en 1858 et 1859 n'occupait qu'un dixième environ de l'existence, a augmente peu à peu de durée; elle est devenue égale à la vie normale, puis l'a dépassée pour arriver graduellement à l'état actuel où elle remplit l'existence presque entière.

En 1875, Félida a toujours des absences de mémoire qu'elle nomme improprement ses *crises*. Seulement ces prétendues crises, qui ne sont, après tout, que les périodes d'état normal, sont devenues beaucoup plus rares. Cependant l'absence des souvenirs qui les caractérise lui a fait commettre de telles bévues dans ses rapports avec des voisines que Felida en a conservé le plus pénible souvenir, et craint d'être considérée comme folle. Elle est très malheureuse quand elle pense à sa condition normale, aussi parfois elle a des idees de suicide. Elle reconnaît que, dans ces moments, son caractère se modifie beaucoup : elle devient, dit-elle, mechante et provoque dans son intérieur des scenes violentes.

Elle raconte certains épisodes qui montrent bien la raison de son tourment. Un jour qu'elle revenait en fiacre des obsèques d'une dame de sa connaissance, elle sent venir la periode qu'elle nomme son accès (état normal), elle s'assoupit pendant quelques secondes, sans que les dames qui etaient avec elle dans le fiacre s'en aperçoivent, et s'eveille dans l'autre état ignorant absolument pourquoi elle etait dans une voiture de deuil, avec des personnes qui, selon l'usage, vantaient les qualites d'une defunte dont elle ne savait pas le nom. Habituée à ces situations, elle attendit; par des questions adroites, elle se fit mettre au courant, et personnne ne put se douter de ce qui s'était passé.

Elle perd sa belle-sœur à la suite d'une longue maladie. Or, pendant les quelques heures de son état normal, elle a eu le chagrin d'ignorer absolument toutes les circonstances de cette mort; à ses habits de deuil seulement, elle a reconnu que sa belle-sœur. qu'elle savait malade, avait succombé.

Ses enfants ont fait leur première communion pendant qu'elle était en condition seconde; elle a aussi le chagrin de l'ignorer pendant la période d'état normal.

Il est survenu une certaine différence dans la situation de la malade. Autrefois Felida perdait entièrement connaissance pendant les courtes périodes de transition; cette perte etait même si complète qu'un jour, en 1859, elle tomba dans la rue et fut ramassée par des passants. Apres s'être reveillee dans son autre etat, elle les remercia en riant, et ceux-ci ne purent naturellement rien comprendre à cette singulière gaiete. Cette periode de transition a peu à peu diminue de longueur, et bien que la perte de connaissance soit aussi complète, elle est tellement courte, que Félida peut la dissimuler en quelque lieu qu'elle se trouve. Certains signes à elle connus, tels qu'une pression aux tempes, lui indiquent la venue de ces périodes. Dès qu'elle les sent venir, elle porte la main à la tête, se plaint d'un éblouissement, et après une durée de temps insaisissable, elle passe dans l'autre état. Elle peut ainsi dissimuler ce qu'elle nomme une *infirmité*. Or cette dissimulation est si complète, que dans son entourage son mari seul est au courant de son état du moment.

Les variations de caractère sont très accusees. Dans la période d'accès ou de condition seconde elle est plus fière, plus insouciante, plus préoccupee de sa toilette; de plus elle est moins laborieuse, mais beaucoup plus sensible; il semble que dans cet état elle porte à ceux qui l'entourent une plus vive affection.

Dans son etat normal, elle est d'une tristesse qui touche au désespoir. Sa situation est en effet fort triste, car tout est oublié, affaires, circonstances importantes, connaissances faites, renseignements donnés. C'est une vaste lacune impossible à combler. Le souvenir n'existe que pour les faits qui se sont passés dans les conditions semblables. Onze fois Félida a été mère. Toujours cet acte physiologique de premier ordre, complet ou non, s'est accompli pendant l'état normal. Si on lui demande à brûle-pourpoint la date de ce jour, elle cherche et se trompe de près d'un mois.

On lui avait donne un petit chien, qui s'habitua à elle et la caressait chaque jour. Après quelques temps, survient une période de vie normale; à son réveil dans cette vie, ce chien la caresse, elle le repousse avec horreur, elle ne le connaît pas, elle ne l'a jamais vu : c'est un chien errant entré par hasard chez elle.

Les sentiments affectifs ne sont plus de la même nature dans les deux conditions. Félida est indifférente et manifeste peu d'affection pour ceux qui l'entourent; elle se revolte devant l'autorité naturelle qu'a son mari sur elle,

« Il dit sans cesse : *Je veux*, dit-elle; cela ne me convient pas, il faut que dans mon autre état je lui aie laissé prendre cette habitude. Ce qui me désole, ajoute-t-elle, c'est qu'il m'est impossible d'avoir rien de caché pour lui, quoiqu'en fait je n'aie rien à dissimuler de ma vie. Si je le voulais, je ne le pourrais pas. Il est bien certain que dans mon autre vie je lui dis tout ce que je pense. » De plus son caractère est plus hautain, plus entier.

Ce qui l'ennuie particulièrement, c'est l'incapacité relative qu'amènent les absences de mémoire, surtout en ce qui touche son commerce. « Je fais erreur sur la valeur des denrees dont j'ignore le prix de revient, et suis contrainte à mille subterfuges, de peur de passer pour une idiote! »

Il est plusieurs fois arrivé que, s'endormant le soir dans son état normal, elle s'est éveillée le matin dans l'accès, sans que ni elle ni son mari en aient eu conscience; la transition a donc eu lieu pendant le sommeil.

Félida dort comme tout le monde et au moment ordinaire, seulement son sommeil est toujours tourmenté par des rêves ou des cauchemars; de plus il est influencé par des douleurs physiques ; ainsi elle rêve souvent d'abattoirs et d'égorgements. Souvent aussi elle se voit chargee de chaînes ou liée avec des cordes qui brisent ses membres. Ce sont ses douleurs musculaires ordinaires qui se transforment ainsi.

On sait quel rôle jouent les habitudes dans l'existence. Félida conserve-t-elle, pendant ces courtes périodes d'état normal, alors qu'elle paraît avoir tout oublie, des habitudes acquises pendant la condition seconde? M. Azam a remarqué que pendant les courtes périodes d'état normal, Félida a oublié les heures des repas ; or, prendre sa nourriture chaque jour à la même heure, paraît être une habitude.

M. Azam a signalé chez Felida un troisième état, une *troisième condition* qui ressemble à un accès d'aliénation mentale ; cet état s'est montré assez fréquemment à une certaine époque. Étant en condition seconde, Felida, si elle eprouve une grande émotion, est prise d'une période de transition ordinaire, et au lieu d'entrer comme d'habitude dans l'autre condition, s'éveille dans un état mental particulier, caractérisé par une peur excessive. Elle ne reconnaît que son mari, encore à peine, a des hallucinations terrifiantes de l'ouie et de la vue, voit des fantômes, des égorgements. Sa peau devient hyperesthésique. Elle est comme folle. Cet état dure de une demi-heure ou trois quarts d'heure à deux ou trois heures, revient tous les trois ou quatre mois, et cesse comme il a commencé, par une période de transition après laquelle Felida se trouve dans sa condition seconde; si bien qu'il est comme un excédent de cette condition et qu'il lui est surajouté.

En 1877, Félida X... a trente-quatre ans. Elle vit en famille avec son mari et les deux enfants qui lui restent. A la suite de circonstances diverses, elle a repris son ancien métier de couturière et dirige un petit atelier. Sa santé générale est déplorable, car elle souffre de névralgies, d'hémorrhagies, de contractures, de paralysie locales, etc.; elle est cependant fort courageuse, surtout dans la condition seconde, où ses douleurs ont, du reste, une moindre intensité.

En 1878, Félida est, au premier abord, semblable à tout le monde; cette ressemblance est si grande que, devenue tres habile à dissimuler son amnésie et les troubles qui l'accompagnent, elle cache très bien une infirmité dont elle a honte. Couturière et mère de famille, elle remplit à la satisfaction de tous ses obligations et ses devoirs. D'une bonne constitution, elle n'est qu'amaigrie par des douleurs nerveuses, par de fréquentes hemorrhagies pulmonaires ou autres.

Dans sa condition seconde, elle est à peu près comme tout le monde. Enjouée et d'un heureux naturel, elle souffre peu ; son intelligence et toutes ses fonctions cérebrales, y compris la mémoire, sont parfaitement complètes.

Un jour, le plus souvent quand elle a eu quelque chagrin, elle éprouve à la tête une sorte de serrement, une sensation à elle connue, qui lui annonce son prochain changement d'état. Alors elle *écrit;* si on lui demande l'explication de cet acte, elle repond : « Comment ferais-je, si je n'ecrivais pas ce que j'aurai à faire? Je suis couturière ; j'ai sans cesse à travailler d'après des mesures determinees ; j'aurais l'air d'une imbécile auprès de mon entourage, si je ne savais pas les dimensions exactes des manches et des corsages que j ai a tailler. » Bientôt, Felida est prise d'une perte de connaissance complete, mais tellement courte (une fraction de seconde) qu'elle peut la dissimuler à tous. A peine ferme-t-elle les yeux, puis elle revient à elle et continue sans mot dire l'ouvrage commencé

Alors elle consulte son ecrit pour ne pas commettre des erreurs qu'elle redoute ; mais elle est en quelque sorte une autre personne, car elle ignore absolument tout ce qu'elle dit, tout ce qu'elle fait, tout ce qui s'est passé pendant la période précédente, celle-ci eût-elle duré deux ou trois ans. Cette autre vie, c'est l'état normal, c'est la personnalité, le naturel qui caractérisaient Félida à l'âge de quatorze ans, avant toute maladie.

Cette periode, qui n'occupe aujourd'hui qu'un trentième ou un quarantième de l'existence, ne diffère de ces périodes precedentes que par le caractère. Alors Felida est morose, desolée; elle se sent atteinte d'une infirmite intellectuelle déplorable, et elle en eprouve un chagrin qui va jusqu'au désespoir et jusqu'au desir du suicide. Après quelques heures, aujourd'hui, survient une période de transition et notre jeune femme rentre dans la période seconde qui constitue presque toute son existence.

Un fait special, un drame intime, donnent la mesure de la profondeur de la séparation que creuse l'absence de souvenir entre les deux existences de Félida, c'est comme un abîme :

Au mois d'avril 1878, étant en condition seconde, Félida croit avoir la certitude que son mari a une maîtresse; elle se répand en menaces contre elle; prise d'un affreux désespoir, elle se pend. Mais ses mesures sont mal prises, ses pieds renversent une table, les voisins accourent et on la rappelle à la vie. Cette épouvantable secousse n'a rien changé à son état. Elle s'est pendue en condition seconde, en condition seconde elle se retrouve. « Comme je serais heureuse, disait-elle deux jours après, si j'avais ma *crise* (c'est ainsi qu'elle désigne ses courtes périodes de vie normale) ; alors au moins j'ignore mon malheur. » Elle l'ignore, en effet, si bien que pendant les périodes suivantes d'état normal, rencontrant cette femme, elle la comble de prevenances et de marques d'amitié.

En 1882, Félida vit à peu près toujours en condition seconde ; la vie normale, avec sa perte de souvenir si caractéristique, n'apparaît plus qu'à des intervalles de quinze jours à trois semaines et ne dure que quelques heures ; les périodes de transition, qui ne duraient que quelques minutes, se sont réduites à quelques secondes ou à une durée si inappréciable que Félida, qui veut que son entourage ignore sa maladie, peut les dissimuler complètement. Après quinze jours, un mois, deux mois, apparaissent de courtes périodes de vie normale précédees et suivies de transitions inappréciables. Leur apparition est quelquefois spontanée, mais elle est le plus souvent provoquée par une contrariété quelconque ; les apparitions spontanées ont surtout lieu la nuit.

Dans les premières années de la maladie, la vie ordinaire de Félida était tourmentée par des manifestations douloureuses des plus pénibles, et son caractère était triste, même sombre et taciturne. Cette tristesse, à un moment, a été telle que la malade a tenté de se suicider, tandis que, par opposition, les périodes de condition seconde etaient caractérisées par l'absence des douleurs et par une grande gaieté. En un mot, Félida avait, en même temps que deux existences, deux caractères absoluments différents. Petit à petit, soit sous l'influence des années et des épreuves de la vie, soit par toute autre cause, les conditions secondes, qui sont devenues la vie à peu près entière, n'ont plus présenté ni gaieté ni liberté d'esprit, mais la gravité et le sérieux de toute personne raisonnable. On peut dire que les deux caractères se sont égalisés et comme fondus l'un dans l'autre.

Enfin, en 1887, Felida a quarante-quatre ans; son état est le même qu'en 1882, les périodes de vie normale deviennent de plus en plus rares.

En résumé, Félida est une hystérique qui, prise tout à coup d'une perte de connaissance, devient, pour ainsi dire, une autre personne. Tout est changé : son caractère est plus gai, son intelligence plus développée, ses sens exaltés; en un mot, dans sa condition seconde, Félida est une personne supérieure à ce qu'elle est dans sa condition première ou vie ordinaire; de plus, dans cette condition seconde, elle a le parfait souvenir des moindres détails de ses deux vies. Bientôt, après une perte de connaissance semblable à la première, elle redevient la Félida d'avant la maladie; mais elle a oublié tout ce qui s'est passé et tout ce qu'elle a fait pendant son autre existence; l'oubli établit entre ces deux vies une séparation absolue.

Félida donne ainsi, comme la dame américaine, comme la somnambule de M. Dufay, le curieux spectacle de deux personnalités coexistant alternativement chez la même personne.

IV

M. Azam a publié une autre observation analogue[1] :

« Albert X... présentait depuis plusieurs mois des « accidents choréiformes. En 1875, ce malade pré- « sentait des accès de toux spasmodique; bientôt les « accidents choréiques du larynx envahirent divers « groupes musculaires et se compliquèrent de con- « vulsions, de paralysies diverses allant jusqu'à la « perte de la parole. A cet état s'ajoutèrent des phé- « nomènes intellectuels, tels que des peurs imagi- « naires et des hallucinations terrifiantes. Il ne paraît « pas que le jeune Albert ait eu des pertes de con- « naisance complète, dans le sens ordinaire du mot.

[1] Azam, *loc. cit.*, p. 221.

« En même temps, la famille est frappée de ce fait « qu'Albert a complètement perdu la mémoire du « passé ; de plus, il ne sait ni lire, ni écrire, ni compter ; « il a completement oublie tout ce qu'il savait, tout « ce qui lui a ete enseigne. Il ne reconnaît plus les « personnes qui l'entourent, sauf son père, sa mère « et les religieuses qui lui donnent des soins.

« Apres vingt jours de cet état bizarre, les phe- « nomenes paralytiques disparaissent ; le voile se « dechire et l'enfant est surpris par le retour du sou- « venir. Il a la notion entiere du passé ; il sait lire et « peut écrire.

« Après un très court intervalle de santé parfaite, « les accidents reparaissent ; des paralysies et des « contractures diverses sont accompagnées de la « perte de la mémoire.

« Quatre fois en deux ans et dix mois, Albert X... « a présenté des periodes morbides, dont la moindre « a duré près d'un mois. Quatre fois, il a perdu com- « plètement la mémoire, et ce phénomène d'amne- « sie a duré tout le temps des periodes, tandis que « les accidents nerveux d'un autre ordre étaient fran- « chement intermittents. En novembre 1882, le « jeune Albert X..., âgé de dix-neuf ans et complète- « ment guéri, a une personnalité parfaite. »

M. Azam, tout en rapportant ces accidents à la

chorée, ne peut s'empêcher de faire remarquer que ce jeune homme présentait les symptômes de l'hystérie.

V

M. Verriest, au *Congrès de phreniatrie et de neuropathologie d'Anvers*, en 1885, a présenté une malade qui offre un exemple assez remarquable de double existence, et qui se rapproche beaucoup de la malade de M. Azam. C'est également une hysterique qui, vers l'âge de quinze ans, à la suite d'une attaque convulsive, perdit complètement le souvenir de son existence normale pendant laquelle elle montra beaucoup plus de goût et d'entrain, mais fut incapable de boire; un second accès l'a rendue à son existence première, mais en même temps qu'il lui faisait perdre le souvenir de tout ce qui s'était passé pendant la période précedente, cet accès la rendait muette. Une seconde crise nerveuse l'a replongée dans son existence seconde, et ainsi de suite. Peu à peu les périodes d'existence normale sont devenues de plus en plus courtes, et actuellement cette malade vit presque continuellement dans son existence seconde; mais comme dans cet état il lui est impossible de boire, le médecin est obligé de temps en temps d'intervenir et de la ramener à son existence première; celle-ci ne dure pas en général plus d'une heure; la malade en profite pour se désaltérer, puis elle s'assoupit et se réveille de nouveau dans son etat second. En somme cette malade est comme celle du docteur Azam, un exemple très net d'alternance de la personnalite.

M. Verriest peut facilement provoquer les deux etats. Il la place dans l'existence premiere par l'hypnotisme en lui passant legèrement la main sur les globes oculaires et la réveillant ensuite par une interpellation brusque; immédiatement quelques secousses nerveuses se produisent dans les membres supérieurs, puis la malade ouvre les yeux; alors elle ne sait plus où elle est, sa physionomie est sombre et inquiète; incapable d'exprimer sa pensée par la parole (l'articulation des mots est aphone), elle écrit pour demander le lieu où elle se trouve, quelles sont les personnes qui l'entourent, et profite de ce nouvel état pour boire avidement plusieurs verres d'eau. Pour la ramener à son existence seconde, il suffit de l'hypnotiser et de la réveiller comme précédemment. Dans cet état, la malade est gaie, sa figure est souriante, elle cause volontiers; elle essaie, mais en vain, de boire; un spasme de l'arrière-gorge paraît être la cause qui s'oppose à la deglutition du liquide. Enfin, d'après M. Verriest, la période d'hypnotisme constituerait pour cette malade un troisième etat de conscience pendant lequel l'intelligence et le jugement seraient entiers. Il en conclut que ce fait suffirait, à défaut d'autres arguments, pour renverser l'hypothèse de ceux qui prétendent expliquer le dédoublement de la personnalité par l'independance fonctionnelle des deux hémisphères cérébraux

CHAPITRE V

SUBSTITUTION DE LA PERSONNALITE

Des idées suggerées à des individus d'ailleurs sains d'esprit mis accidentellement dans certains etats obtenus par l'hypnotisme, peuvent amener des changements de la personnalité.

Les études sur le somnambulisme provoqué permettent de voir avec quelle facilité certaines personnes perdent le souvenir de leur personnalité propre, et peuvent prendre la forme d'une autre ; ce n'est plus le retour à une personnalité qui commence et qui va durer un certain temps, c'est quelque chose d'emprunté qui va s'effacer comme un rêve.

Il est facile de faire perdre à certains sujets, pendant le sommeil hypnotique, la notion de leur personnalité ; la simple affirmation de celui qui les a endormis suffit à les convaincre, et bientôt on les voit imiter les gestes de tels personnages qu'on leur a suggérés.

I

On connaît les observations curieuses de M. Ch. Richet sur ce sujet; il ne sera pas sans intérêt de les reproduire presque en entier [1].

Endormies et soumises à certaines influences, A... et B... oublient qui elles sont; leur âge, leurs vêtements, leur sexe, leur situation sociale, leur nationalité, le lieu et l'heure où elles vivent, tout cela a disparu. Il ne reste plus dans l'intelligence qu'une seule image, qu'une seule conscience; c'est la conscience et l'image de l'être nouveau qui apparaît dans leur imagination.

Elles ont perdu la notion de leur ancienne existence. Elles vivent, parlent, pensent absolument comme le type qu'on leur a présenté.. Avec quelle prodigieuse intensité de vie se trouvent réalisés ces types, ceux-là seuls qui ont assiste à ces experiences peuvent le

[1] Charles Richet, *La personnalité dans le somnambulisme (Revue philosophique* mars 1883)

savoir ; une description ne saurait en donner qu'une image imparfaite et bien affaiblie.

Au lieu de concevoir un type, elles le réalisent, l'objectivent. Ce n'est pas à la façon de l'halluciné, qui assiste en spectateur à des images se déroulant devant lui, c'est comme un acteur, qui, pris de folie, s'imaginerait que le drame qu'il joue est une réalite, non une fiction, et qu'il a éte transformé de corps et d'âme dans le personnage qu'il est charge de jouer.

Pour que cette transformation de la personnalité s'opère, il suffit d'un mot prononcé avec une certaine autorité.

On dit à A... : « Vous voilà une vieille femme. » Elle se voit changée en vieille femme, et sa physionomie, sa démarche, ses sentiments, sont ceux d'une vieille femme.

On dit à B... : « Vous voilà une petite fille. » Et elle prend aussitôt le langage, les jeux, les goûts d'une petite fille.

Bien que le récit de ces scènes soit tout à fait terne et incolore, comparé à ce que donne le spectacle de ces étonnantes et subites transformations, M. Ch. Richet a essayé d'en indiquer quelques-unes.

Voici certaines des objectivations de A...

En paysanne : Elle se frotte les yeux, s'etire : « Quelle

heure est-il? — 4 heures du matin! » (Elle marche comme si elle faisait traîner ses sabots.) — « Voyons, il faut que je me lève! allons à l'etable. Hue! la Rousse! Allons, tourne-toi. (Elle fait semblant de traire une vache.) — « Laisse-moi tranquille, Gros-Jean. Voyons, Gros-Jean, laisse-moi tranquille, que je te dis!... Quand j'aurai fini mon ouvrage. Tu sais bien que je n'ai pas fini mon ouvrage... Ah! oui, oui! plus tard... »

En actrice: Sa figure prend un aspect souriant, au lieu de l'air dur et ennuye qu'elle avait tout à l'heure. « Vous voyez bien ma jupe. Eh bien, c'est mon directeur qui l'a fait rallonger [1]. Ils sont assommants, ces directeurs. Moi, je trouve que plus la jupe est courte, mieux ça vaut. Il y en a toujours trop. simple feuille de vigne. Mon Dieu, c'est assez! Tu trouves aussi, n'est-ce pas, mon petit, qu'il n'y a pas besoin d'autre chose qu'une feuille de vigne? Regarde donc cette bringue de Lucie; a-t-elle des jambes? hein! — Dis donc, mon petit (elle se met à rire), tu es bien timide avec les femmes, tu as tort. Viens donc me faire une petite visite, et apporte-moi quelque chose. »

[1] C'est une femme, très respectable mère de famille et tres religieuse de sentiment qui parle.

En général : « Passez-moi une longue-vue. C'est bien ! c'est bien ! — Où est le commandant du premier zouave? — Il y a là des Kroumirs ! je les vois qui montent le ravin... Commandant, prenez une compagnie et chargez-moi ces gens-là. Qu'on prenne aussi une batterie de campagne ! — Ils sont bons, ces zouaves ! Comme ils grimpent bien ! — Qu'est-ce que vous me voulez?... Comment, pas d'ordre? *(A part* [1]*.)* C'est un mauvais officier, celui-là ; il ne sait rien faire. — Vous, tenez... à gauche. Allez vite. — *(A part.)* Celui-là vaut mieux... ce n'est pas encore tout à fait bien. *(Haut.)* Voyons, mon cheval, mon épée ! *(Elle fait le geste de boucler son épee à la ceinture.)* Avançons ! Ah ! je suis blessé !... »

En prêtre : Elle s'imagine être l'archevêque de Paris, sa figure prend un aspect très sérieux, sa voix est d'une douceur mielleuse et traînante qui contraste avec le ton rude et cassant qu'elle avait dans l'objectivation précédente. *(A part.)* « Il faut pourtant que j'achève mon mandement. *(Elle se prend la tête entre les mains et réfléchit. — Haut.)* Ah ! C'est vous Monsieur le grand vicaire ; que me voulez-vous? Je ne voudrais pas être dérangé... Oui, c'est aujourd'hui

[1] Les apartés de ces dialogues sont dits à voix tres basse mais distincte, en remuant a peine les lèvres.

le 1er janvier, et il faut aller à la cathédrale. Toute cette foule est bien respectueuse, n'est-ce pas, Monsieur le vicaire. Il y a beaucoup de religion dans le peuple, quoi qu'on fasse. Ah! un enfant! qu'il approche, je vais le bénir. Bien, mon enfant. » *(Elle lui donne sa bague imaginaire à baiser.)* Pendant toute cette scène, avec la main droite, elle fait à droite et à gauche des gestes de bénédiction... — « Maintenant, j'ai une corvee : il faut que j'aille presenter mes hommages au Président de la République... — Monsieur le President, je viens vous offrir tous mes vœux. L'Église espère que vous vivrez de longues annees; elle sait qu'elle n'a rien a craindre, malgre de cruelles attaques, tant qu'a la tête du gouvernement de la République se trouve un parfait honnête homme. » *(Elle se tait et semble ecouter avec attention. — A part.)* « Oui, de l'eau benite de cour. Enfin!... Prions!... » Elle s'agenouille.

En religieuse : Elle se met aussitôt à genoux et commence à réciter ses prières en faisant force signes de croix, puis elle se relève : « Allons à l'hôpital; il y a un blessé dans cette salle. — Eh bien, mon ami, n'est-ce pas que cela va mieux ce matin? — Voyons, laissez moi defaire votre bandage. *(Elle fait le geste de derouler une bande.)* Je vais avec beaucoup de douceur, n'est-ce pas que cela vous soulage? — Voyons!

mon pauvre ami, ayez autant de courage devant la douleur que devant l'ennemi... »

On pourrait encore citer, ajoute M. Ch. Richet, d'autres objectivations de A... soit en vieille femme, soit en petite fille, soit en jeune homme, soit *en cocotte*. Cependant les exemples donnés sont suffisants pour qu'on se fasse quelque idée de cette transforma tion absolue de la personnalité dans tel ou tel type imaginaire. Ce n'est pas un simple rêve, c'est un *rêve vécu*.

Les objectivations de B... sont tout aussi saisissantes que celles de A... En voici quelques-unes :

En general : Elle fait « hum, hum ! » à plusieurs reprises, prend un air dur et parle d'un ton saccadé... « Allons boire ! Garçon, une absinthe ! Qu'est-ce que ce godelureau ? Allons, laissez-moi passer. — Qu'est-ce que tu me veux ? *(On lui remet un papier ; elle griffonne quelque chose d'illisible.)* Vous remettrez ça au capitaine adjudant-major. Et filez vite. »

En matelot : Elle marche en titubant, comme le matelot qui descend à terre après une longue traversée. « Ah ! te voilà, ma vieille branche ! Allons vadrouiller ! »

En vieille femme : On lui demande : « Comment allez-vous ? » Elle baisse la tête en disant : « Hein ! Parlez plus haut ; j'ai l'oreille dure. » Elle s'assoit en geignant, tousse, se tâte la poitrine, les genoux, en se disant à elle-même : « C'est les douleurs ! Aie ! Aie !... — Ah ! vous m'amenez votre fille ! Elle est gentille cette enfant. Embrasse-moi, mignonne, et va jouer. — Avez-vous un peu de tabac ? »

En petite fille[1] : Elle parle comme une petite fille de cinq à six ans : « Je veux *zouer*. Raconte-moi quelque *sose*. Jouons à cache-cache », etc. Elle court en riant, se cache, fait *coucou*. Ce jeu dure près d'un quart d'heure ; il est remplacé par colin-maillard, puis cache-tampon, etc. Ensuite elle veut jouer à la poupee, la berce. On lui fait raconter l'histoire du Petit Chaperon Rouge ; elle dit que c'est très joli, mais triste. On lui demande si c'est moral, et elle répond qu'elle ne sait pas ce que c'est que moral. Elle ne veut pas raconter d'autre histoire, se fâche, tire la langue, pleure, tape du pied, etc., ne veut pas d'un polichinelle parce que c'est un joujou de petit garçon, dit qu'elle sera bien sage, demande sa poupée ou des confitures.

On peut donner à un sujet les objectivations les plus variées. Toujours le sujet se compose une physionomie, une attitude et répond suivant le rôle qui lui est assigné.

Toutes ces expériences permettent de penser que

[1] Cette objectivation a duré une heure et demie, sans que B... se soit dementie une seule fois dans son langage enfantin ou dans ses allures.

chez les personnes artificiellement endormies, cette faiblesse de sentiment est en quelque sorte la règle. Cependant l'imagination doit jouer un grand rôle; chez un de nos sujets nous n'avons pu obtenir de sérieuses objectivations, parce que c'était une jeune fille à imagination peu vive. Il nous était difficile, pour ne pas dire impossible, de lui faire prendre le rôle de reine d'Espagne, et cependant nous pouvions provoquer chez elle avec la plus grande facilité le réveil de ses personnalités antérieures.

II

Nous avons été témoins d'expériences toutes semblables qu'un de nos amis le commandant Delarue, de l'infanterie de marine, exécutait avec une grande facilité. Il avait pour ordonnance un jeune homme très sensible à l'hypnotisme et à la suggestion. Il le transformait à son gré en toute sorte de personnages et nous nous rappelons toujours la scène comique de ce soldat transformé en nourrice, berçant dans ses bras, baisant tendrement un tapis roulé qu'il prenait pour son nourrisson. Il allait le coucher dans une chaise qui lui paraissait un berceau, l'abritant sous le rideau de la fenêtre. Enfin ne pouvant réussir à calmer les cris imaginaires qu'on lui faisait entendre, il déboutonnait sa tunique et sa chemise et lui presentait le sein.

Un jour que sa cuisinière était absente, le commandant transforma son soldat en cuisinière. Celui-ci prit son rôle au serieux, prépara le dîner, le servit et tout le temps parlait de lui au feminin, comme aurait fait une femme.

M. de Rochas a fait des experiences de même ordre[1]. Il dit à Benoît, sujet intelligent et bien portant : « A partir de demain jeudi, vous viendrez pendant trois jours ici à 5h 1 2; quand vous entrerez dans ma chambre, vous croirez être mon fils Henri, et vous ne redeviendrez Benoît qu'en sortant de ma chambre. »

Le jeudi, à 5h 1 2, Benoît arrive, il entre dans la maison sans sonner, contrairement à ses habitudes, monte rapidement l'escalier, entre dans la chambre, va s'asseoir devant la table de Henri absent depuis trois mois, en disant :

« Je viens de faire une bonne promenade (ce qui est inexact). — Avec qui étais-tu ? — Avec M... (un ami de Henri qu'il connaît à peine) ; il m'a prêté

[1] A. de Rochas, *Revue philosophique*, mars 1887 et juillet 1887. — *Les Forces non definies*. Paris, 1887.

ce livre (un livre qu'il tient à la main). — As-tu rencontré Benoît? Non, voilà bien trois mois que je ne l'ai vu. » Passant dans une pièce où est réunie la famille, il s'assied près du feu, cause avec sa *maman*, avec sa sœur, avec son petit frère Louis, en le tutoyant comme fait Henri. S'apercevant que M. de Rochas est debout, il se lève et lui offre son siège : « Je te « demande bien pardon, papa. » M. de Rochas prie Benoît de l'accompagner dans une course; dès qu'ils ont passé le seuil de la porte, il reprend son individualité et dit « mon commandant ».

Voici une expérience d'un autre ordre. On a voulu voir si les mathématiciens aliénés perdent le sens des vérites necessaires et font, par exemple, de fausses démonstrations dont ils ne peuvent reconnaître l'erreur. On a songé que, à defaut d'un tel renseignement, il serait interessant d'étudier les suites de la suggestion d'une erreur mathematique. M. de Rochas a donc suggeré à son sujet Benoît que 3 et 2 font 4, puis il lui a fait faire quelques calculs, où l'erreur suggerée a produit le résultat prévu. La réalité de la suggestion étant ainsi bien établie, M. de Rochas lui a démontré que 3 et 2 font 5 et non 4, ce que Benoît a compris. Dans cette expérience, il ne s'est produit qu'une perversion de la mémoire, la faculté de raisonnement persistant dans son intégrité. Il serait intéressant de poursuivre dans cet ordre d'idées avec un sujet possedant une instruction mathématique un peu developpée.

M. Bernheim[1] a fait des experiences à peu près concordantes avec celles que nous venons de citer. Il fait perdre à certains somnambules le sentiment de leur personnalité en la transformant en une autre.

Chez Cl... rien de plus facile que de lui communiquer des illusions relatives à sa personne. On lui dit : « Tu as six ans, tu es un enfant, tu vas jouer avec les gamins ». Le voilà qui se lève, saute, fait le geste de sortir des chiques de sa poche, les aligne convenablement, mesure la distance avec la main, vise avec soin, court les remettre en série, et continue ainsi indéfiniment son jeu avec une activité, une attention, une precision de details surprenante. Il joue de même à l'attrappe, au saut de mouton, sautant successivement en augmentant chaque fois la distance, par-dessus un ou deux camarades imaginaires, avec une facilité dont il ne serait pas capable, vu sa maladie, à l'état de veille.

On lui dit : « Vous êtes une jeune fille. » Il baisse la tête modestement, ouvre un tiroir, en tire une serviette, fait semblant de coudre. Quand il en a assez,

1 Bernheim, *De la suggestion et de ses applications a la therapeutique*. Paris 1886

il va à une table sur laquelle il tapote, comme pour jouer du piano.

On lui dit : « Vous êtes un brave et saint curé. » Il prend un air illuminé, regarde le ciel, marche en long et en large, lisant son bréviaire, faisant le signe de la croix, le tout avec un sérieux et une apparence de réalité qui défient toute idée de simulation.

On le transforme en animal : « Vous êtes un chien. » Il se met à quatre pattes, aboie, fait mine de mordre, et ne quitte cette posture que quand on lui a rendu le sentiment de sa vraie personnalité ou qu'on lui en a donné une autre.

Cl..., qui est timide de son naturel et n'a pas la parole facile, fait son rôle presque comme une pantomime, il parle peu. Quand on lui endosse une personnalité au-dessus de ses moyens, il essaye en vain de la réaliser. Un jour on lui dit : « Vous êtes un avocat, vous avez la parole très facile, vous êtes très éloquent. Voici l'accusé devant vous. Défendez-le. Vous êtes au tribunal. » Il se place debout, lève les bras et commence : « Le condamné que je dois défendre... » Le reste ne vient pas, il balbutie, s'arrête honteux, sa tête tombe, il s'endort comme épuisé par l'impossibilité de continuer ce rôle.

Chez aucun de ses sujets, M. Bernheim n'a vu, d'ailleurs, la suggestion hypnotique exalter à un degré extraordinaire, comme le pretendent quelques-uns, les facultés intellectuelles, ni créer d'emblée des aptitudes nouvelles. Il croit que la concentration de tout l'individu psychique vers l'idée suggérée peut augmenter la sagacite, développer une clairvoyance limitée à la sphère d'idées évoquees, plus grande qu'à l'état de veille, mais jamais il n'a vu nettement un phénomène intellectuel depassant la mesure normale. Il n'a pu rendre avocats ou prédicateurs éloquents des sujets non doués naturellement du don de l'eloquence.

Chaque somnambule a son individualité propre. Automate dirigé par une volonte etrangère, il agit avec sa machine et répond aux suggestions comme il les conçoit, comme il peut, comme il les interprète.

G. M... est une blanchisseuse, âgee de cinquante-quatre ans, excellente somnambule, suggestible à l'état de veille et de sommeil. D'une intelligence remarquable, elle conçoit avec une mimique des plus expressives, avec une verité des plus saisissantes, tous les actes qu'on lui suggère, elle s'identifie en vraie artiste avec les rôles qu'on impose à son imagination.

On lui dit : « On va vous ramener à l'âge de vingt ans, vous êtes jeune, vous êtes chanteuse, vous allez faire votre entree au casino (cafe chantant) et vous chanterez une chansonnette comique. — Oh ! ce n'est pas possible ! Vingt ans, moi je suis vieille ! —

Dans deux minutes vous aurez vingt ans ! Vous allez vous sentir transformee. » Elle se recueille, et, au bout de deux minutes : « Que c'est joli, c'est magnifique ! » Elle arrange son fichu, prend un air souriant : « C'est très beau, cela ! C'est splendide ! » Elle se redresse dans son lit : « Oh ! Oh ! Voilà Monsieur le directeur. A qui donc ? » Et, adressant la parole à une camarade imaginaire : « Est-ce à toi ou à moi ? Est-ce ton tour ou le mien ? Allons ! il faut bien que l'une de nous paraisse. Eh bien ! j'y vais ; la sonnette ! Monsieur ! qu'est-ce qu'il faut chanter ? je ne sais pas ce qui est inscrit sur le repertoire. Oh ! n'importe quoi. » Elle salue trois fois gracieusement et chante avec gestes et intonations expressives : *Mes amours, je suis née en Bretagne*, etc., et la chansonnette terminée, elle salue, fait une profonde révérence puis étend la main pour saisir quelque chose qu'on lui offre : « Oh ! le beau « bouquet. Parce que c'est ma fête ! C'est gentil. » Et se tournant vers sa voisine : « Ah ! tu as vu. »

On lui dit que dans une minute elle sera un charretier ivrogne. Elle se frotte les yeux, et au bout d'une minute se dresse sur son séant ; le tronc courbé en arrière, la main étendue, elle allonge un coup de fouet : « Allons ! Euh ! Allez ! Hue ! Hue ! Allons ! Hue donc ! Hue ! Hoh ! Heu iou ! Vieille bigue ! » Et prenant les brides imaginaires : « Vas-tu te coucher !

Allons! Yoh! Yoh! Yoh! Uh! C’est que je ne vois pas bien non plus! Eh! toi, là-bas, gamin, passe ton chemin. »

« Et maintenant, lui dit-on, vous voilà une grande dame, dans votre carrosse, avec un laquais. » Elle prend un air digne, grave, dédaigneux, s incline en arrière. s’adosse sur son siège, se recouvre soigneusement avec la couverture du lit, croise les bras, avec majesté, et d’une voix brève et digne : « Quel joli temps! Temps splendide, Joseph! Conduisez-moi jusqu’à la cascade. Faites attention. Allez au pas. » Elle salue de la main, sourit à diverses personnes. « En voilà du monde! En voilà du monde! » Elle reste silencieuse, l’air fier et dédaigneux pendant deux minutes. Puis : « Ah! retournez, faites attention. »

On la transforme en caporal : « Oh! oh! caporal! Quel regiment donc? Je suis une femme. — Vous allez être transformée en homme et en caporal. Tous vos hommes sont là. Vous êtes à leur tête. » Elle attend une minute environ pour évoquer son rôle. Puis, se redressant : « Voyons donc, conscrits, tenez vous mieux que cela. Levez la tête. Allez! Alignement! Là! Bien! Attention au commandement! Portez arme! Arme au bras! Arme sur l’épaule gauche! Allons, alignement! Ne restez pas en arrière, vous.

Redressez-vous. Si vous ne vous tenez pas mieux, je vous mets à la salle de police. Une, deux! Une, deux! Allez donc! Voila un triste métier. »

S..., âgé de trente-neuf ans, est un ancien sergent. actuellement ouvrier aux hauts fourneaux. Blessé à Patay, par un éclat d'obus au cuir chevelu, il porte sur la tête une cicatrice profonde. On lui dit : « Vous êtes en 1870, sergent à la tête de votre compagnie; vous êtes à la bataille de Gravelotte. » Il refléchit un instant comme pour verifier ses souvenirs; ceux-ci renaissent, deviennent images, et s'imposent avec une saisissante realité. Il se lève, appelle les hommes de sa compagnie, commande, marche, les dispose pour l'action : l'ennemi est là! Il se couche, épaule son fusil, tire plusieurs fois de suite; quelques-uns de ses soldats tombent; il ranime le courage dcs autres : « Allons! courage! Abritez-vous derrière ce buisson! Allons, il faut nous retirer! C'est la retraite. » Et il exécute avec ses hommes toutes les péripéties de la lutte, telles que son souvenir les lui retrace.

On le remet au combat de Patay, où un éclat d'obus l'atteint au crâne. Il tombe, reste sans proférer un mot, porte la main sur sa tête, ne bouge pas. Puis il revient à lui, demande le médecin, se sent porté à l'ambulance, appelle un infirmier pour qu'on le panse, etc.

S..., en revivant cette partie de son existence, fait a la fois les questions et les réponses; il parle pour lui comme pour les autres, comme s'il faisait un récit. On le transfere à Dijon où il était en garnison : « Tiens, caporal Durand. Comment vas-tu? — Pas mal, et toi? D'où viens-tu comme cela? — Je viens de congé; j'étais à Saverne. — Et toi, B..., toujours le même! — Je ne change guère. — Tu es toujours en salle de police? — Plus souvent qu'à mon tour. — Allons au café prendre un bock. » Il cherche des chaises, prie ses camarades de s'asseoir, appelle le garçon, commande des bocks et continue à parler de toute espèce de choses avec ses compagnons, parlant à la fois pour lui et pour eux.

On lui fait voir son ancien colonel, le géneral Vincendon. Il se lève, salue : « Bonjour, mon colonel. — Bonjour mon garçon ; toujours le même ! Tu es guéri de ta blessure. Tu n'as pas de medaille, pas de pension ! — Non, mon colonel. » A son réveil, le souvenir de tout ce qui s'est passé est absolument éteint.

M. Bernheim fait remarquer que ce sujet rêve le drame suggeré, se voyant pour ainsi dire lui-même dans son ancienne existence avec ses camarades, répetant à haute voix ce que ceux-ci lui disent, ce qu'il leur répond, gesticulant et mimant comme s'il était en action ; spectateur et acteur à la fois.

Ce cas mériterait d'être place à côté des cas de variation, plutôt que de ceux de substitution de la personnalité. Il y a eu des hallucinations données, mais aussi quelque chose de plus : c'est le rappel des sou venirs. Si nous l'avons laissé à cette place, c'est pour montrer que la dissociation des différents changements de la personnalité n'est pas faite dans l'esprit d'auteurs éminents. S..., en effet, quand il est blesse, ne pâlit pas, son cœur ne bat pas plus vite; c'est un autre lui-même qu'il voit et sent agir.

Nous ne sommes pas d'accord avec M. Bernheim quand il le compare au delire que l'on observe chez plusieurs malades atteints de fièvre typhoide qui, l'imagination hantee par des rêves morbides, parlent à la fois pour eux et pour les autres, répetant successivement les questions de leurs interlocuteurs et leurs propres reponses.

Nous sommes de l'avis de M. Bernheim, au contraire, quand il assimile les autres cas aux phenomènes qui se produisent dans le rêve physiologique. Au même moment, nous sommes nous-même et un autre, comme le somnambule qui se croit transformé en chien et repond avec sa voix humaine aux questions qui lui sont adressées.

Les hallucinations du somnambulisme ne sont en réalité que des rêves provoqués; l'image produite est plus ou moins vive, la conscience de l'identité peut persister plus ou moins confuse à côté du rêve, sans que le rêveur soit frappé de la contradiction. Il faut ajouter que dans certains de nos rêves, nous nous croyons revenus au temps de notre jeunesse. Les êtres qui ne sont plus, nous les revoyons, nous causons avec eux, et en même temps le sentiment du moment présent n'est pas perdu ; quelquefois il est assez distinct pour que nous nous disions à nous-mêmes : « Ce n'est qu'un rêve. » A côté de toutes les divagations des songes, il y a des souvenirs qui revivent et redeviennent images. C'est peut-être parce qu'il y a un mélange de vrai et de faux que la modification de la personnalité n'a pas été suffisamment dissociée jusqu'à ce jour.

III

MM. Ferrari, Héricourt et Ch. Richet ont entrepris des essais de graphologie expérimentale. C'est en étudiant les documents recueillis par Michon et les graphologues que l'idée leur est venue de chercher à établir que l'écriture est sous la dépendance directe des états permanents ou passagers de la personnalité, au même titre que le geste en général, dont elle peut être considérée comme une variété particulière.

En d'autres termes, les mouvements qui agitent la main de l'homme qui tient une plume auraient la même origine, la même nature et la même signification que ceux qui déterminent ses allures générales, et animent son visage pour lui constituer sa physionomie particulière. Mais cette hypothèse, toute vraisemblable qu'elle fût, demandait à être vérifiée et prouvée expérimentalement.

L'emploi des suggestions hypnotiques se présentait naturellement pour fournir cette preuve. En effet, dans ce cas, l'expérimentateur peut facilement modifier les états de la personnalité, ainsi que pour la première fois l'a indiqué M. Ch. Richet[1].

Si la forme de l'écriture est réellement sous la dépendance des états de conscience et de personnalité, à chaque personnalité différente doit correspondre une écriture différente. Les résultats de l'expérimentation ont confirmé cette prévision.

On prend un jeune étudiant en médecine, M. X..., âgé de dix-neuf ans et absolument ignorant de la graphologie; on a son écriture normale. On suggère

[1] *Société de psychologie physiologique*, séance du 22 février 1886, et *Revue philosophique*, avril 1886.

successivement à M. X... qu'il est un paysan madre et retors, puis Harpagon, et enfin un homme extrêmement vieux, et on lui met la plume à la main. En même temps qu'on voit les traits de la physionomie et les allures générales du sujet se modifier et se mettre en harmonie avec l'idée du personnage suggéré, on observe que son écriture subit des modifications parallèles, non moins accentuées, et revêt également une physionomie particulière à chacun des nouveaux états de conscience, en un mot, le geste scripteur.

D'autre part, on suggère à une dame dont on connaît l'écriture normale qu'elle est Napoléon, puis on la ramène à l'âge de douze ans. Deux ecritures bien différentes correspondent encore à ces deux états de personnalite.

Nous avons prie M. le commandant Delarue, dont nous parlions plus haut, de renouveler cette expérience de graphologie ; voici le recit qu'il veut bien nous en donner :

« Au nombre des differents sujets que j'ai trouvés à Rochefort, le soldat Ch... dormant d'un sommeil somnambulique profond me paraît devoir repondre à cette expérience du changement d'ecriture.

« Un jour qu'il venait chez moi pour mon service, je lui demandai sans autre preambule de se mettre à mon bureau pour m'écrire ce qu'il voudrait sur une feuille de papier, car je désirais savoir comment il écrivait ; ce qu'il fit aussitôt.

« Le soldat Ch..., natif de la campagne et y ayant reçu une instruction des plus élémentaires, me montra des caractères ressemblant à tous ceux tracés par les soldats de cette classe de la société. Le sujet, tiré d'un règlement militaire, etait emaillé de pas mal de fautes d'orthographe. Je pris le papier que je serrai.

« Ensuite, je fixai mon sujet pendant sept à huit secondes, et après je lui dis : Vous n'êtes pas soldat, mais *professeur d'ecriture*, venu à Rochefort pour vous y installer comme tel et donner des cours particuliers à la jeunesse de la ville. Vous allez par suite m'écrire de votre plus belle main une circulaire annonçant à la population votre arrivée et votre but.

« Je m'assurai aussitôt de la certitude de la suggestion en lui adressant quelques questions sur ce qu'il était. Son ton d'assurance en me répondant, m'apprenant qu'il sortait d'un lycee de Paris pour venir enseigner à Rochefort, contrastait trop avec son attitude de quelques minutes avant pour me laisser des doutes sur l'efficacité de la suggestion.

« Séance tenante, il me fit une espèce de circulaire dans le sens indiqué, et laissant à désirer tant sous le rapport du style que de la correction du français, car si la suggestion peut faire changer le caractère de l'individu, elle n'a pu jusqu'ici donner la science à quiconque ne la possède point.

« Mais ce qui m'a frappe, c'est le changement notable des caractères. Le soldat Ch... me presenta une écriture anglaise avec pleins et déliés bien tracés; les caractères, couchés régulièrement, semblaient ne pas avoir été tracés par la même main.

« Je serrai de nouveau cet ecrit; ensuite, fixant mon sujet comme précédemment pendant sept à huit secondes, je lui dis : Vous n'êtes plus professeur d'écriture, mais *docteur en médecine*.

« Aussitôt engageant une conversation avec mon sujet, je m'assurai par ses réponses qu'il était convaincu d'être médecin à Rochefort. Je lui dis de m'écrire une ordonnance pour le pharmacien, destinée a un malade fiévreux et dysenterique. Le nouveau docteur, le menton appuyé sur la main, cherchait dans sa mémoire ce que l'on donnait pour ce genre de maladie, et je dus venir à son secours pour le mettre sur la voie du laudanum et du sulfate de quinine. Mon docteur aussitôt tiré d'embarras reprit son aplomb et me répondit : « Ah c'est juste, j'en donne journellement à « mes malades. » Restait à déterminer la dose, ce qu'il fit d'un ton convaincu, soit : 50 gouttes de laudanum dans un verre d'eau et 10 grammes de sulfate de quinine *(sic)*.

« L'ordonnance fut ecrite séance tenante. En la prenant de ses mains, je lus des caractères mal formés et et à peine lisibles; et comme je lui en faisais la remarque, il répondit sans hésiter : « Oh! nous autres « medecins, nous sommes tous comme cela, nous « écrivons mal! »

« Je mis de côté ce troisième écrit, puis soufflant une fois seulement sur ses yeux qui étaient toujours ouverts puisque ces suggestions étaient faites à l'état de veille, je le rendis immédiatement à son etat normal.

« Je lui présentai alors son premier écrit qu'il se rappella fort bien avoir tracé sur ma demande, étant assis à mon bureau. Quant à la circulaire du professeur, et à l'ordonnance du médecin que je lui montrai, il nia naturellement les avoir écrites et ne reconnaissait pas cette écriture; ce qu'il avait dit et fait était ignoré de lui, conséquence du reste bien connue d'une suggestion de ce genre[1]. »

La première conclusion à tirer de ces experiences, c'est qu'elles démontrent que les variations de l'écriture sont *fonction* des changements de la personnalité. Par cela même est établi le principe de la réalité possible de la graphologie.

1 Nous regrettons bien vivement que ces spécimens d'écritures différentes aient eté egarés, ce qui nous empèche de les reproduire ici.

Elles démontrent en outre sa réalité *effective*, en ce sens que les variations de l'écriture, observées parallèlement aux variations de la personnalité, reproduisent, dans leurs traits généraux du moins, les signes caractéristiques attribués par les graphologues aux diverses personnalités suggerées.

MM. Ferrari, Héricourt et Ch. Richet se bornent à faire remarquer que les changements operés dans l'écriture ont porté : 1° sur les dimensions des lettres ; 2° sur leur contexture ; 3° sur l'épaisseur des traits ; 4° sur leur direction générale. Il reste à vérifier ou à établir les lois de ces variations, et à les expliquer physiologiquement.

Quoi qu'il en soit, ces expériences de graphologie expérimentale offrent un moyen bien simple de contrôler et d'apprécier les observations des graphologues, moyen qui consiste à soumettre des écritures à ces observateurs et à leur proposer le diagnostic des personnalités suggérées.

Enfin ces expériences comportent une troisième conclusion, à savoir que les spirites qui arguent de ces écritures différentes des *médiums écrivains* pour affirmer l'existence réelle de personnes differentes qui guideraient leur main, ne peuvent être admis à faire valoir ce fait à l'apui de leur système. La variabilité de la personnalité étant suffisante pour expliquer ces différences, l'hypothèse de la variété des personnes doit être écartée.

M. Hoctès [1], qui depuis 1879 s'était occupé de graphologie, a cherché à tirer des deductions des expériences de MM. Ferrari, Héricourt et Ch. Richet.

Il fait remarquer que chaque sujet modifie les contours du type prévu d'après sa personnalité particulière. « M. X... et Harpagon ne forment qu'une seule personne; leur personnalité et leur écriture sont identiques, sinon sur un point : l'avarice. Tous les élements graphiques de l'écriture normale se retrouvent dans l'écriture suggérée; cette dernière ne fait qu'amplifier à la dernière puissance et jusqu'à la transformation, l'*économie* contenue dans la première. Si M. X... eût été foncièrement et normalement prodigue, la suggestion n'aurait peut-être pas abouti, ou elle aurait mis au jour un Harpagon expansif et genéreux sous l'empire d'une fantaisie ou d'une passion, c'est-à-dire un Harpagon monomane.

« Même remarque peut s'appliquer au paysan madré. M. X... est un crédule, un naïf même. Comment s'est-il incarné dans la peau du paysan madré et retors? Non pas en employant la finesse, l'acuité de la pénétration, mais bien par la réserve, par la dissi-

[1] Hoctes, *Revue philosophique*, septembre 1886.

mulation, par la diplomatie de l avocat de village, toutes manières d'être dont on peut suivre la marche exagérée, en partant de l'ecriture normale.

« Même remarque encore pour le vieillard. Les années et l'experience de la vie ont amené quelques finesses parmi les crédulites natives, ont agacé la volonté, deséquilibré le temperament et mis en plein jour la désillusion, mais en opérant toujours sur les données primitives.

« Ne serait-il pas intéressant de voir l'écriture suggérée reproduire par anticipation la forme scripturale du sujet devenu vieux?

« La comparaison faite entre l'écriture de Mme *** telle qu'elle était réellement à l'âge de douze ans, et l'écriture actuelle suggeree, ne serait pas moins curieuse. Les traits caractéristique de l'enfance n'y sont cependant pas très accentués; il ne serait pas facile, dans la circonstance, de diagnostiquer la personnalité obtenue. L'hésitation serait d'ailleurs legitime.

« Le type de l'avare se présente presque identiquement à l'esprit de tout le monde. On est avare ou on ne l'est pas. Si oui, le manque d'expansion sera affirmé dans toutes les manifestations de l'existence, aussi bien dans l'écriture, la physionomie, le geste en général, que dans l'entre-bâillement du porte-monnaie. Le type du paysan retors est déjà plus elastique; chacun en cree le concept un peu a sa fantaisie. Cette elasticite devient plus grande encore lorsqu'il s'agit du type du vieillard ou de celui de l'enfant.

« Mme ***, a douze ans, était une enfant précoce, très intelligente; actuellement elle est plus rassise, moins follette, mais toujours enfant, cela dit en très bonne part. Le type bien défini n'existe pas; chacun est enfant à sa maniere, et la différence entre tel et tel enfant est considérable. Toutefois, pour entrer dans la peau d'un enfant ou d'un vieillard, on n'a qu'à s'écouter vivre, et d'après les incitations du tempérament et les souvenirs, parfois inconscients, emmagasinés dans la mémoire, on joue son personnage au naturel. Il n'en est plus de même lorsqu'il s'agit d'une personnalite qui a eu son existence propre; il est difficile de s'incarner dans le monsieur qui passe. On a grande tendance à créer son personnage de chic. La suggestion faite à Mme *** est celle-ci : Vous serez Napoleon. Que s'est-il produit dans son entendement à l'instant de la suggestion? Rapidement elle a battu le rappel des lectures, des conversations, des anecdotes disséminées dans les dessous de son souvenir et relatives à la guerre. On lui parle de Grouchy, de l'ennemi qui déborde les lignes; l'imagination crée de suite en son entendement les concepts de lutte, de fermeté, de désespoir. Mme *** a les cheveux châtains, plus ou moins foncés; pour mieux lutter, elle fabrique un Napoléon à cheveux plus noirs que plats; elle le doue avec raison d'une volonté de fer, mais en même temps elle le gratifie de sa mobilite d'impression et d'une vivacité qui laissent percer le bout de l'oreille féminine. En un mot, elle s'est dit : Grouchy, l'ennemi qui deborde les lignes, c'est grave. Dans les circonstances graves, on s'exaspère, on perd la tête; elle a fait perdre un peu la tête à Napoléon.

« On voit donc que, même lorsque la personnalité est créee de chic, le scripteur ne se sert pas d'éléments autres que ceux qui se trouvent dans son caractère, dans son tempérament et dans sa mémoire; que le moi n'est jamais absolument supplanté ou métamorphosé. L'écriture varie suivant la sensation ou la pensée imposée au scripteur ; le fond disparaît presque sous les fioritures et les arabesques résultant de la suggestion, mais non pas au point que l'on ne puisse en retrouver la trace. »

CHAPITRE VII

ALIENATION DE LA PERSONNALITE

L'alienation de la personnalite doit comprendre tous les cas où l'altération est profonde et durable. A l'etat normal. la personnalite est le résultat d'une coordination psycho-physiologique aussi parfaite que possible qui se maintient, malgré des changements perpétuels et des incoordinations partielles et passagères; dans certains etats, la dissolution physique et mentale suit une marche progressive et se traduit par une incoordination toujours croissante, jusqu'au moment où le moi disparaît dans l'incohérence absolue et qu'il ne subsiste dans l'individu que les coordinations purement vitales, les plus inférieures, les plus simples, par conséquent les plus stables, qui disparaissent à leur tour.

On sait que l'on observe fréquemment des altérations de la personnalite dans certains etats morbides : ce sont le plus souvent des épiphenomenes de quelques maladies et de l'alienation mentale.

I

Il est des cas où les états psychiques ont un rôle prépondérant et paraissent être les causes immédiates des alterations de la personnalite. Une femme observée par Morel avait été livree au vice par sa mère dès l'âge de quatorze ans. Soumise plus tard à toutes les angoisses de la honte et de la misère, elle n'eut d'autre ressource que de se jeter dans une maison de prostitution. Elle en fut retirée un an après et placée au couvent du Bon-Pasteur, à Metz. Elle y resta deux ans, et la réaction trop vive qui s'opéra dans ses sentiments fit éclater une manie religieuse qui fut suivie d'une période de profonde stupidité. C'est alors que livrée aux soins du médecin elle passe par des périodes alternatives, où elle se croit tour à tour prostituée et religieuse. En sortant de la période de stupidité, elle se met à travailler avec regularité, parle avec convenance ; mais elle arrange sa toilette avec une certaine coquetterie. Puis cette tendance augmente, les yeux sont brillants, le regard lascif, elle danse, chante. Enfin l'obscénité de ses paroles et de ses provocations erotiques nécessitent son placement dans un quartier solitaire. Elle dit s'appeler Mme Poulmaire et donne les détails les plus cyniques sur son ancien etat de prostituée. Puis apres une periode d'abattement, elle redevient douce et timide ; elle pousse le sentiment de la décence jusqu'au scrupule ; elle arrange sa toilette avec une sévérite extrême. L'intonation de sa voix a quelque chose de particulier. Elle parle du Bon-Pasteur de Metz et de son désir d'y retourner ; elle s'appelle maintenant sœur Marthe des Cinq-Plaies, sœur Therèse de Jésus, sœur Marie de la Resurrection. Elle ne parle plus à la première personne : « Prenez *notre* robe, dit-elle à la sœur, voilà *notre* mouchoir. » Rien ne lui appartient plus en propre (suivant les règles des couvents catholiques)... Elle voit des anges qui lui sourient ; elle a des moments d'extase.

Une folle de Charenton, d'un esprit très distingué et très ingénieux, changeait de personnage, de condition, de sexe même, du jour au lendemain. Tantôt fille de sang royal et fiancée à un empereur, tantòt plébéienne et démocrate, aujourd'hui mariée et enceinte, demain encore vierge. Il lui arrivait aussi de se prendre pour un homme ; elle se figura un jour être un prisonnier politique et composa des vers à ce sujet.

Enfin dans l'observation suivante on trouve la formation complète d'une seconde personnalite. « Un aliéné de la maison de Vanves, dit Billod[1], tous les dix-huit mois environ, laissait pousser sa barbe et se présentait avec un extérieur et des manières insolites à toute la maison, comme etant un lieutenant d'artillerie nomme Nabon, recemment arrivé d'Afrique pour remplacer son frère. Il disait que, avant de partir, celui ci lui avait donné des renseignements sur tout le monde, et il demandait et obtenait l'honneur d'être presente à chacun, dès son arrivee. Le malade restait alors plusieurs mois dans un état d'exaltation prononcee, conformant toute sa conduite à sa nouvelle individualite. Au bout de quelque temps, il annonçait le retour de son frère, qu'il disait être dans le village et qui devait venir le remplacer. Puis un jour il faisait complètement couper sa barbe, changeait d'habitude et de maintien et reprenait son véritable nom. Mais il présentait alors un cachet prononcé de melancolie, se promenant lentement, silencieux et solitaire, lisant habituellement l'*Imitation de Jésus-Christ* et les Pères de l'Église, et il restait dans cet état mental particulier jusqu'au retour du lieutenant Nabon. »

On a pu, dans une circonstance, constater, par le

[1] Billod, *Annales médico-psychologiques* 1858.

fait d'un traumatisme cérébral, une perturbation extraordinaire du sentiment de la personnalité. Il s'agit de l'observation publiée par M. Mesnet[1]. Un sergent ayant été blessé à Bazeilles, en 1870, d'une balle qui lui avait fracturé le pariétal gauche, fut atteint d'hémiplégie qui dura environ un an. Il etait guéri de ces accidents quand il a présenté dans sa vie deux phases essentiellement distinctes, l'une normale, l'autre pathologique.

« Dans son etat ordinaire. F... est un homme « assez intelligent pour pourvoir à ses besoins, pour « gagner sa vie. A l'hôpital Saint-Antoine où il est « soigné, il est serviable, bienveillant, et ne donnant « lieu à aucun reproche pour sa conduite. Sa sante « générale ne laisse rien à désirer.

« La phase pathologique est differente. La transi« tion de l'etat normal à l'état de maladie se fait en « un instant d une manière insensible. Ses sens se « ferment aux excitations du dehors; le monde « extérieur cesse d'exister pour lui, il n'agit plus « qu'avec le mouvement automatique de son cer« veau. Complètement isolé du milieu dans lequel il « est placé, on le voit aller, venir, faire, agir comme

1 Mesnet, *Memoire sur l automatisme de la memoire et du souvenir dans le somnambulisme pathologique.* Paris, 1874.

« s'il avait le plein exercice de ses sens et de son « intelligence. Une personne non prévenue de son « état se rencontrerait sur son passage sans se douter « des singuliers phénomènes qu'il presente. Si l'on « veut diriger ses mouvements, il se soumet comme « un automate et marche dans la direction qu'on a « voulu lui donner.

« Les sentiments sont differents dans les deux états. « Dans la vie ordinaire, on n'a aucun reproche à lui « faire au point de vue de la probité; dans sa phase « pathologique, agissant sous l'influence d'une sorte « de manie du vol, il met dans sa poche, sous les « yeux mêmes des personnes qui l'entourent et de la « presence desquelles il ne se doute pas, tous les « objets de valeur qui sont à sa portee. »

Un traumatisme cérébral peut donc, aussi bien que nombre de maladies spontanées du cerveau, devenir l'origine d'une altération de la personnalité.

Une autre observation presente avec la précedente quelque analogie. Un agent de police ayant reçu de nombreux coups à la tête, on a vu son intelligence se troubler d'une façon singulière ; sans être aliené, il croit être double, dit toujours *nous*, en parlant de lui même et à table dit volontiers : *Moi je suis rassasié, mais l'autre ne l'est pas;* enfin il tente de se suicider pour tuer l'autre. Ce malade est devenu complètement fou et tombé dans la démence; à l'autopsie on a trouvé une inégalité considérable entre les deux hémisphères cérébraux.

II

Les troubles sensoriels sont souvent l'origine d'altération de la personnalité. C'est généralement l'un des sens dont les fonctions perverties ou dénaturees. sont la cause que la personnalité est altérée, entamée, transformée.

Pour l'ouïe, l'histoire de la folie religieuse fournit de nombreux exemples. Les cas les plus simples sont ceux où l'état hallucinatoire agit seul à son origine. Une femme était persécutée par une voix interieure « qu'elle n'entendait que dans son oreille » et qui se révoltait contre tout ce qu'elle voulait. Sa voix voulait toujours le mal, quand elle voulait le bien. — Elle lui criait parfois sans qu'on pût l'entendre extérieurement : « Prends ton couteau et tue-toi. » — Une autre hystérique eut d'abord des pensées et proféra des mots qu'elle n'avait pas l'intention de dire et qu'elle exprima bientôt d'une voix qui différait de sa voix ordinaire.

Une jeune fille de dix-neuf ans, que l'un de nous traite en ce moment et qui est atteinte de tics convulsifs depuis l'âge de six ans, ne peut s'empêcher de repeter constamment des bruits et des mots malsonnants qui ont impressionne son cerveau la première fois qu'elle les a entendus. Elle a pour ainsi dire, deux vies qui s'enchevêtrent l'une dans l'autre : l'une normale, consciente dans laquelle elle dit ce qu'elle pense avec intelligence et en toute liberté; l'autre inconsciente, toute reflexe, qui la pousse à exprimer malgre elle des idees malsaines qui lui traversent le cerveau, avec une intonation de voix differente et avec des gestes plus ou moins bizarres. On peut voir dans ce fait comme un envahissement de la personnalité normale par quelque chose d'étranger et de parasite qui tend a l'etouffer.

Pour la vue, les alienations de ce genre sont moins fréquentes : « Un homme tres intelligent, dit Wigan, avait le pouvoir de poser devant lui son *double.* Il riait très fort à ce double qui riait aussi. Ce fut longtemps pour lui un sujet d'amusement, mais dont le résultat final fut lamentable. Il se convainquit graduellement qu'il etait hanté par lui-même. Cet autre moi le chicanait, taquinait et mortifiait sans relâche. Pour mettre fin à cette triste existence, il régla ses affaires, et ne voulant pas commencer une autre année, le 31 décembre, à minuit, il se tira un coup de revolver dans la bouche. »

M. Ball[1] a rapporté le fait d'un Américain qui, par des hallucinations simultanées de l'ouïe et de la vue, créa de toute pièce un personnage imaginaire. A la suite d'une insolation, il resta sans connaissance pendant un mois. Peu de temps après avoir repris ses sens, il entendit une voix d'homme nettement articulée qui lui dit : « Comment allez-vous? » Le malade repondit et une courte conversation s'engagea. Le lendemain, la même question est repétée. Le malade regarde et ne voit personne. « Qui êtes-vous? dit-il. — Je suis M. Gabbage » répondit la voix. Quelques jours plus tard le malade vit son interlocuteur qui, à partir de cette époque, s'est toujours présenté sous les mêmes traits et le même costume. — Gabbage devient de plus en plus tyrannique; il ordonne a l'Américain de jeter dans le feu son journal, sa montre et sa chaîne, de soigner une jeune femme et son enfant qu'il empoisonna, enfin de se jeter par la fenêtre d'un troisième etage d'où il tomba tout meurtri sur le pavé.

Ces faits montrent un commencement de dissolution de la personnalite.

[1] Ball, *Encéphale*, 1882

III

Parfois ce sont des troubles de la sensibilite génerale qui suscitent par une action secondaire des etats psychiques.

On a noté de nombreuses aberrations de la personnalité physique. On voit, sans cause exterieure, un état organique inconnu, une alteration de la sensibilite, produire un sentiment d'aneantissement corporel. Au milieu de la plus florissante sante et alors qu'on est en possession d'une exubérance de vie et de force, on éprouve une sensation de faiblesse toujours croissante et telle qu'on craint à chaque instant de tomber en syncope et de s'éteindre. D'ailleurs, la sensibilite est intacte, le malade mange avec appétit et, si l'on essaye d'agir contre son gré, réagit avec une extrême energie ; il répète qu'il se sent mourir, qu'il s'éteint peu à peu, qu'il n'a plus que quelques heures à vivre. Naturellement sur ce fond tout physique se greffent des conceptions delirantes : l'un se dit empoisonne, l'autre prétend qu'un demon s'est introduit dans son corps et « suce sa vie ».

La conséquence immédiate de l'état physique, c'est que l'individu tend à n'être plus le même. C'est une nouvelle étape vers la dissolution du moi, quoique celle ci soit encore loin d'être atteinte.

Ce commencement de transformation, dû à des causes toutes physiques, se rencontre aussi chez les sujets qui se disent entourés d'un voile ou d'un nuage, retranchés du monde extérieur, insensibles. D'autres (et ces phenomènes s'expliquent naturellement par des troubles de la sensibilité musculaire) jouissent avec délices de la legèreté de leur corps, se sentent suspendus en l'air, croient pouvoir voler, ou bien ils ont un sentiment de pesanteur dans tout le corps, dans quelques membres, dans un seul membre qui paraît volumineux et lourd. « Un jeune épileptique sentait parfois son corps si extraordinairement pesant, qu'à peine il pouvait le soulever ; d'autres fois, il se sentait tellement léger, qu'il croyait ne pas toucher le sol Quelquefois il lui semblait que son corps avait pris un tel volume qu'il lui serait impossible de passer par une porte[1]. » Dans cette dernière illusion qui concerne les dimensions du corps le malade se sent beaucoup plus petit ou beaucoup plus grand que dans la realité.

Les perversions de la sensibilité générale, bien que restreintes par nature, ont une importance psychologique non moins grande. Certains sujets disent

[1] Griesinger, *Traite des maladies mentales*. Paris, 1868.

qu'ils n'ont plus de dents, de bouche, d'estomac, d'intestins, de cerveau ; ce qui ne peut s'expliquer que par une suppression ou une alteration des sensations internes qui existent à l'état normal et contribuent à constituer la notion du moi physique. C'est à la même cause, compliquée parfois d'anesthesie cutanée, qu'il faut rapporter le cas où le malade croit qu'un de ses membres ou même son corps tout entier est en bois, en verre, en pierre, en beurre, etc.

Encore un peu et il dira qu'il n'a plus de corps, qu'il est mort. Ces cas se rencontrent. Esquirol parle d'une femme qui croyait que le diable avait emporté son corps ; la surface de la peau etait completement insensible. Baudelocque, dans les derniers temps de sa vie, n'avait plus conscience de l'existence de son corps ; il disait n'avoir plus de tête, de bras, etc. Enfin tout le monde connaît le fait rapporté par Foville : « Un soldat se croyait mort depuis la bataille d'Austerlitz, où il avait éte grièvement blesse [1]. Quand on lui demandait de ses nouvelles, il répondait : « Vous voulez « savoir comment va le père Lambert? Il n'est plus, il « a ete emporté par un boulet de canon. Ce que vous « voyez là n'est pas lui, c'est une mauvaise machine « qu'ils ont faite à sa ressemblance. Vous devriez les

[1] Michéa, *Annales medico-psychologiques*.

« prier d'en faire une autre. » En parlant de lui-même, il ne disait jamais *moi*, mais *cela*. La peau était insensible et souvent il tombait dans un etat complet d'insensibilite qui durait plusieurs jours. »

C'est encore à des perturbations de la sensibilité génerale qu'il faut rapporter cette illusion des malades ou convalescents qui se croient doubles. Il y a parfois illusion pure et simple sans dedoublement ; l'état morbide est projeté en dehors ; l'individu aliene une partie de sa personnalité physique. Tels sont ces malades dont parle Bouillaud qui, ayant perdu la sensibilite d'une moitie du corps, se figurent avoir à côté d'eux, dans leur lit, une autre personne ou même un cadavre. Mais quand le groupe des sensations organiques de nature morbide, au lieu d'être ainsi aliéné, s'accole au moi organique normal, co existe avec lui pendant quelque temps sans qu'il y ait fusion, alors, pendant ce temps, le malade croit qu'il a deux corps. « Un homme convalescent d'une fièvre se croyait forme de deux individus, dont l'un était au lit, tandis que l'autre se promenait. Quoiqu'il n'eût pas d'appétit, il mangeait beaucoup, ayant, disait-il, deux corps à nourrir[1]. » Pariset ayant eté affecté dans sa première jeunesse d'un typhus epidé-

[1] Leuret, *Fragments psychologiques sur la folie* Paris, 1834

mique, demeura plusieurs jours dans un anéantissement voisin de la mort. Un matin, un sentiment plus distinct de lui-même se réveilla ; il pensa, et ce fut comme une résurrection ; mais, chose merveilleuse, en ce moment il avait deux corps, ou du moins il croyait les avoir, et ces corps lui semblaient couchés dans des lits différents. Parfois un de ces corps se sentait guéri, il goûtait un repos délicieux, tandis que l'autre souffrait.

IV

On trouve des cas où la désorganisation est encore plus complète. C'est ainsi que les déments sont doubles, se croient doubles, agissent comme doubles. Pas de doute pour eux. Ils n'ont pas conservé ce reste d'indécision qui, dans un grand nombre de cas, montre que la personnalité normale (ou ce qui en reste) garde une dernière force qui, après des semaines ou des mois, assurera son retour. Il leur semble aussi naturel d'être doubles qu'à nous d'être simples. Nul scepticisme de leur part sur leur état et ils n'admettent pas celui des autres. Leur manière d'être, à eux donnée par leur conscience, leur apparaît avec ce caractère de clarté, d'évidence qui est au-dessus du doute et ne le supporte même pas. M. Ribot attache à ce point une grande importance, parce qu'il montre, dans ces formes morbides de la personnalité, la spontanéité d'affirmation et d'action qui caracterise tout état naturel. Quelques cas de ce genre sont cités par M. Ribot.

Un ancien soldat, D..., ensuite sergent de police, ayant reça plusieurs fois des coups à la tête, fut atteint d'un affaiblissement graduel de la mémoire qui le fit mettre à la retraite. Son esprit se troublant de plus en plus, il en vint à se croire double. Il parle toujours en employant le pronom *nous* : *Nous irons, nous avons beaucoup marché*. Il dit qu'il parle ainsi parce qu'il y a un autre avec lui. A table, il dit : *Je suis rassasié, mais l'autre ne l'est pas*. Il se met à courir ; si on lui demande pourquoi, il répond qu'il aimerait mieux rester, mais que c'est « *l'autre* » qui l'y force, quoiqu'il le retienne par son habit. Un jour, il se précipite sur un enfant pour l'étrangler. disant que ce n'est pas lui, mais « l'autre ». Enfin il tente de se suicider pour tuer « l'autre », qu'il croit être caché dans la partie gauche de son corps ; aussi l'appelle-t-il le D... gauche et se nomme le D... droit. Ce malade tomba peu à peu en démence.

Un cas rapporté par Langlois nous fait tomber d'un degré plus bas. Le nommé G... est imbécile, gâteux, loquace, sans hésitation de la parole ni paralysie des membres, ni troubles de la sensibilite cutanée. Malgre sa loquacité, il ne répète que quelques phrases stéréotypées. Il parle toujours de lui à la troisième personne, et presque tous les matins il reçoit son médecin en disant : G... est malade, il faut le descendre à l'infirmerie. Souvent il se met à genoux, s'applique de vigoureux soufflets, puis rit aux éclats, se frotte joyeusement les mains et s'ecrie : G... a éte méchant, il a été mis en pénitence. Souvent encore il saisit son sabot, se frappe la tête avec violence, s'enfonce les ongles dans les chairs, se déchire les joues. Ces moments de fureur sont subits et, pendant ces actes de mutilation, la physionomie exprime un sentiment de colere auquel succède un air de satisfaction dès qu'il a cessé de corriger « l'autre ». Lorsqu'il n'est pas surexcité par ses sentiments imaginaires, on lui demande : « Ou est G...? — Le voilà », répond-il en se frappant la poitrine. On lui touche la tête en lui demandant à qui elle appartient. « Ça, dit-il, c'est la tête de cochon. — Pourquoi la frappez-vous ainsi? — Parce qu'il faut corriger la tête de cochon. — Mais tout à l'heure vous avez frappé G... — Non, G... n'a pas été méchant aujourd'hui, c'est la tête de cochon qu'il faut battre. » La plupart du temps c'est G... qui est mécontent, mais quelquefois la réciprocité a lieu et alors ce n'est plus la tête qui reçoit le coup.

Un paralytique général, dans un etat voisin de la de la démence, ne cessait de se donner des conseils, de se faire des reproches. « Vous savez, Monsieur G..., que l'on vous a placé dans cet établissement. Du reste, vous êtes bien ici... nous vous avertissons que nous désesperons complètement de vous, etc. » A mesure que la paralysie générale a progressé, les paroles sont devenues moins intelligibles. Cependant, au milieu du délire, on retrouvait cette conversation que le malade entretenait avec lui-même. Parfois il faisait les demandes et les réponses. Arrivé à la démence presque absolue, il présentait le même phénomène. Il poussait des cris, s'agitait; mais aussitôt, il se calmait et disait à voix basse, avec un geste significatif : « Veux-tu te taire; parle donc plus doucement ! » Et il se repondait: « Oui, je vais parler plus doucement... » — Un autre jour, on le trouve très occupé à faire des mouvements continuels de dégustation et de sputation... On lui demande : « Vous amusez-vous, Monsieur G...? » Il répondit : « Lequel? » puis retombe dans son incohérence [1].

Dans l'observation suivante, la dissolution de la personnalité se présente sous un autre aspect : l'indi-

[1] Descourtis, *Du fractionnement des operations cerebrales et en particulier de leur dedoublement dans les psychopathies*. Paris, 1882.

vidu n'a plus conscience d'une partie de lui-même qui lui est devenue étrangère ou ennemie.

Il s'agit encore d'un paralytique général, dans la période de demence, dont la parole etait presque inintelligible et pour qui la notion du monde extérieur etait très affaiblie. Un jour, il était occupé à eplucher des petits pois. Quoique assez mal habile et naturellement droitier, il n'employait que la main gauche. A un moment, la main droite s'avança comme pour prendre sa part de travail, mais à peine était-elle arrivée à son but que l'autre se precipitait à sa rencontre, la saisissait et l'etreignait violemment. Pendant ce temps, la figure du malade exprimait la colère, et il répetait avec autorité : « Non! Non! » Son corps etait agite de tressaillements brusques, et tout indiquait la lutte violente qui se passait en lui. Une autre fois on avait été obligé de le fixer sur un fauteuil. Sa figure s'assombrit et de sa main gauche il saisit sa main droite en criant : « Tiens, c'est de ta faute, c'est à cause de toi qu'on m'a attaché », et il se mit à la frapper de coups redoubles. Ces deux faits ne sont pas restés isoles. A plusieurs reprises on put remarquer que lorsque la main droite sortait de son inertie habituelle, le malade l'arrêtait de sa main gauche. Il se fâchait, s'agitait et la frappait aussi violemment que ses forces le lui permettaient.

Certains dements attribuent aux autres malades le bruit qu'ils font eux-mêmes et se plaignent d'être troublés par leurs cris. On peut citer un cas, observe par Hunter, d'un vieillard dont les facultés etaient extrêmement affaiblies. Il rapportait sans cesse au présent les incidents de son premier âge. Quoiqu'il fût en état d'agir correctement, d'après certaines impressions, et de les attribuer aux parties de son corps qu'elles affectaient, il avait l'habitude de rapporter constamment ses propres sensations à ceux qui l'entouraient. Ainsi, il disait à sa garde-malade et aux assistants qu'il était sûr qu'ils avaient faim et soif. Mais si on lui apportait à boire ou à manger, on voyait à son avidité que cette idée absurde lui était suggérée par le sentiment de la faim et de la soif, et que le mot *ils* se rapportait à lui-même et non aux autres. Il était sujet à de violents accès de toux. Après chaque paroxysme, il reprenait le fil de sa conversation, mais non sans avoir exprimé en termes appropriés et sympathiques combien il était touche de voir le mauvais état de son ami : « Je suis peiné, disait-il, de vous voir une toux si incommode et si fatigante. »

Peu à peu tous ces cas aboutissent à une incoordination toujours croissante, à l'incohérence complète.

CHAPITRE VIII

ÉLÉMENTS CONSTITUTIFS DE LA PERSONNALITÉ

Avant de chercher à interpréter les phénomènes si variés que nous venons d'étudier, il faut voir ce qui constitue la personnalité, essayer, tout au moins, d'en donne une idée generale. Nous abordons ici un des problemes les plus difficiles qu'il soit donné d'étudier; nous croyons tous avoir une idee bien nette de notre personnalité et cependant quand nous voulons analyser les éléments constitutifs du moi, nous nous trouvons bien embarrasses.

I

Depuis quelques années, les faits de suggestion ont pris dans la psychologie contemporaine la place qui leur appartient.

Un philosophe anglais, M. Myers [1], essaye d'en tirer des applications nouvelles. M. Myers paraît en avoir puisé l'idée première dans un article de M. Victor Meunier publié en 1881 et dans l'etude de M. Azam.

L'auteur aborde l'etude de ces phénomènes avec une entiere franchise et, ce qui est plus rare, avec le regret non dissimulé de la voir tourner contre les opinions philosophiques qui ont ses préferences personnelles.

M. Myers estime que la nouvelle méthode d'investigation psychologique doit nécessairement conduire à d'importants resultats :

« Cette méthode est celle de la psychologie experimentale proprement dite, c'est-à-dire alle qui consiste à attaquer les grands problèmes de l'être, non plus par voie d'analyse introspective, mais par l'étude patiente et rigoureuse de ces phénomènes de la vie qui ont à la fois un aspect physique et un aspect psychologique. L'analyse des états anormaux et surtout supernormaux de l'entendement, comme le rêve, le somnambulisme spontané et les états similaires produits artificiellement, comme le narcotisme, l'alcoolisme et le somnambulisme hypnotique, donne le moyen de procéder à de véritables vivisections psy-

[1] Myers, *Fortnightly Review*

chologiques et de penétrer dans les mystères les plus intimes de l'intelligence. Après avoir etudié le mécanisme ainsi detraqué et avoir, au besoin, isolé tel organe de ce mécanisme en exagérant son jeu, comme le micrographe applique à un tisssu organique avant de le porter sous l'objectif, tel réactif qui réagit exclusivement sur tel élément, on se trouve nécessairement mieux à même de saisir le jeu de la fonction normale.

« La philosophie croit à l'identite permanente du moi. L'identité de l'individu est parfaite. La personne est une monade indivisible. L'identité personnelle n'admet pas d'ambiguité ; elle est le fondement de tous les droits, de tous les devoirs, de toutes les responsabilités; aussi la notion que nous en avons est-elle fixe et précise. Voilà ce que dit la philosophie du sens commun, telle qu'elle a eté formulee par Reid [1], il y a un siècle.

« Mais au lieu de nous considérer comme un tout complet et indivisible, il est permis de faire comme un fabricant qui sait de combien de pièces est composé un objet manufacturé, de remonter des éléments irréductibles a notre apparente unité psychique.

« Nous partirons de la cellule type douée d'irrita-

1 Reid, *Traité des facultes intellectuelles.*

bilité réflexe. Nous supposerons ensuite plusieurs de ces cellules juxtaposees et atteignant ce qu'on désigne sous le nom de « conscience coloniale », c'est-à-dire l'etat où le groupe d'organismes élémentaires forme, au point de vue de la locomotion seule, un individu, quoique chaque polype conserve son autonomie pour ce qui ne se rapporte pas à l'action collective. Puis nous arriverons à une ébauche qui ne sera pas encore à l'abri des erreurs intellectuelles, car il arrivera à la tête de manger la queue, si elle se trouve par malheur à sa portée. Élevons-nous plus haut encore; l'organisme complexe forme definitivement une unité, mais cette unité résulte d'une coordination parfaite, non d'une création soudaine; c'est une unité d'agrégation, pas autre chose. Les cellules de mon corps sont miennes, en ce sens que, pour leur propre bien-être et leur sécurite, elles sont convenues d'exécuter les ordres de mon cerveau. Mais ces serviteurs n'en ont pas moins une vie propre : ils peuvent, par exemple, s'hypertrophier sans que je puissse rien pour les en empêcher. On dira : « Mais ma conscience témoigne que je suis une simple entité. » Cela signifie simplement qu'une synergie stable existe présentement en moi; un nombre suffisant de mes centres nerveux agissent de concert; je suis gouverné, si l'on veut, par une majorite normale.

Mais donnez-moi sur la tête un bon coup de bâton qui réduise au silence deux ou trois de ces centres, et voilà tout le reste qui s'éparpille en « groupes parlementaires » avec le délire et la démence comme résultat. Ma mémoire prouve que je suis cette année le même homme que l'an dernier, objectez-vous? Pas le moins du monde. Elle prouve simplement que ma circulation sanguine s'est opérée avec régularité, que la nutrition cérébrale a reproduit exactement les impressions transmises par le passé aux élements nerveux. Mon organisation est la véritable base de ma personnalité. Je ne suis toujours qu'une colonie de cellules. L'inconscient et l'inconnaissable d'ou mes pensées et mes sentiments dérivent leur unité, est au-dessous et non pas au-dessus de ma conscience. Cette unité résulte de mas ubstructure protoplasmatique et non point de je ne sais quel principe transcendant.

« Est-il bien vrai d'ailleurs que cette identité du moi reste parfaite? Sans doute nos goûts, nos caractères sont à peu près permanents; les capacités spéciales pour le plaisir, pour la peine, pour l'action, pour la perception qui nous individualisent, ne changent pas arbitrairement ou subitement, mais elles grandissent avec nous; à beaucoup d'égards on ne saurait dire que le moi de l'homme de soixante ans, soit le même qu'il avait à six, ou à douze ou à vingt-cinq. »

Telle est sommairement esquissée la théorie de la personnalité humaine vers laquelle semble tendre presentement l'enquête des psychologistes-physiciens.

Après MM. Charles Richet et Beaunis en France, après M. Gurney[1] en Angleterre, après le baron du Puel[2] en Allemagne, M. Myers va rechercher jusqu'à quel point les trois éléments de la personnalité humaine, la volonté centrale, la mémoire continue et le caractère homogène conservent leurs contours définis dans les expériences analytiques rendues possibles par l'état d'hypnotisme.

« L'hypnotisme, nous dit-il, est encore dans l'enfance, mais toute psychologie qui ne tient pas compte de cet ordre de faits doit être tenue pour surannée. Étudions d'abord la volonté. Les annales de l'hypnotisme ne sont, pour ainsi dire, composées que d'exemples de suggestion, mettant hors de doute la possibilité de substituer à la volonté du sujet hypnotisé celle de l'opérateur. De nombreux faits établisssent la possibilité d'annuler la volonté chez un sujet hypnotisé, en substituant à son libre arbitre celui d'une tierce personne. »

Passons à la mémoire. Ici, encore, M. Myers em-

1 Gurney, *National Review*, juillet 1885.
2 Puel, *Philosophy der mistik*. Leipzig, 1885.

prunte ses exemples au travail de M. le professeur Beaunis [1] et il conclut que la mémoire n'est pas une impression sur papier blanc, prise à mesure que nous avançons dans la vie; c'est un manuscrit palimpseste, où le texte le plus récent est assez lisible, mais qui peut laisser reparaître toute sorte d'écritures inconnues si l'on applique les réactifs nécessaires.

« Peu d'observations, remarque-t-il avec raison, sont faites pour porter un aussi rude coup aux vieilles conclusions métaphysiques. Que de pages on a ecrites sur la personnalité humaine! Et, en somme, il semblait assez raisonnable d'admettre cette continuité de la mémoire, à la condition pourtant qu'on ne tînt pas compte des années anterieures à tel souvenir spécial, ni de celles ou ce souvenir s'est effacé, ni des etats de sommeil ou de rêve ou le sujet n'en a pas conscience. Mais ici encore l'hypnotisme a mis au premier plan des faits qui passaient jusqu'ici pour de simples curiosités. Les phénomènes de mémoire alternante qu'on observait autrefois tout à fait exceptionnellement dans certains cas de blessures ou de maladies peuvent maintenant être reproduits à volonté chez des sujets bien portants; et en appliquant cette analyse soit à des souvenirs anciens, soit à des souvenirs

1 Beaunis, *Le Somnambulisme provoque, etudes physiologiques et psychologiques* Paris, 1887. *(Bibliotheque scientifique contemporaine.)*

récents, on peut même developper artificiellement le souvenir de faits purement imaginaires, en des conditions telles que ce souvenir depend uniquement de l'experimentateur et non point du sujet. Quel terrible argument contre la personnalité telle qu'on la concevait naguère!

« Arrivons enfin au *caractère*. Certes, si quelque chose paraît inséparable de l'individu, c'est son *caractère* propre, cet ensemble d'habitudes, d'opinions, de manieres d'être, détermine en partie par l'hérédité, en partie par l'experience. Eh bien, ici encore l'hypnotisme fournit le moyen de modifier instantanement, soit d'une façon passagère, soit d'une façon continue, le caractère propre de l'individu, de le faire agir de la manière la plus opposée à celle qu'il adopterait dans l'etat normal. M. D..., par exemple, fumait et buvait de la bière au point de mettre sa santé en péril; M. Liebeault l'hypnotise et lui suggère de ne pas fumer et de ne plus boire de la bière. Dès lors le sujet suit avec docilité le programme qui lui a eté tracé et l'hypnotisme obtient de lui ce que n'ont jamais pu faire ni ses propres efforts volontaires ni les remontrances de sa famille.

« Les expériences hypnotiques jettent donc un jour nouveau sur la nature intime de la *volonté*, de la *mémoire*, et du *caractère* humain; elles montrent que la personnalité n'est véritablement ni définie, ni permanente, ni stationnaire, que le sentiment du libre arbitre est essentiellement flottant et illusoire, la mémoire multiple et intermittente, que le caractère est une fonction de ces quantités variables et peut être modifié du tout au tout par des moyens exclusivement physiologiques.

« Voilà donc une méthode de localisation cérébrale qui pourra conduire ou non à des indications anatomiques, mais qui est en tout cas singulièrement commode pour les recherches psychologiques et on peut dire infaillible. La suggestion une fois arrivée au cerveau hypnotisé, ce cerveau se charge lui-même de choisir le centre d'action qui doit être stimulé ou rester impressionné. Quand on a été temoin de phénomènes de cet ordre, on hésite veritablement à assigner des limites à ce qu'il sera possible de tirer de la suggestion. Pourquoi n'arriverait-on pas à isoler ou à suspendre les diverses espèces de sensibilité, sensorielle, thermique, tactile, ou même des facultés plus spéciales encore ?... Il ne faut pas désespérer de séparer les courants intellectuels de l'être de ceux qui se rapportent à la nutrition. Tout devient désormais possible. Nous sommes en possession de la baguette magique. Il ne reste qu'à en apprendre tous les usages.

« Mais sans perdre son temps à prophétiser, on

peut se tenir déjà pour satisfait des résultats acquis. En psychologie comme en tout, la grande force est de se mettre en possession de faits positifs. Si nous sommes des êtres multiples, sachons-le sûrement, ne fût-ce que pour tirer de cette multiplicité les avantages qu'elle comporte. Si nous pouvons aisément nous modifier sous l'action de circonstances extérieures, apprenons à nous perfectionner. Tant que nous nous proclamerons des atomes incompressibles, nous serons impuissants à régir notre structure moléculaire. Tant que nous ne saurons pas reconnaître ce que nous sommes, nous resterons incapables de devenir ce que nous pouvons être.

« Nous avons ainsi, dit pour conclure M. Myers, la consolation de trouver que l'hypnotisme peut non seulement disséquer notre entendement, mais dans une certaine mesure l'améliorer. Aux yeux de bien des gens ce sera un pauvre contre-poids à l'abaissement de la dignité et de la destinée humaine, tel qu'il semble résulter de notre argumentation... Mais pourquoi ne pas espérer, au contraire, qu'un nombre de questions supposées définitivement closes, soit dans le sens théologique, soit dans le sens matérialiste, vont être rouvertes par ces recherches ? Qui nous dit même que ces questions n'arrivent pas pour la première fois à la portée de l'investigation scientifique? Peut-être sommes-nous precisément en train d'épeler les premiers eléments de ces phenomènes que tant de prédicateurs ont cru résoudre avec une prosopopée, tant de philosophes avec une formule, tant de physiologistes avec un sourire ironique. »

M. Luguet, professeur de philosophie à la Faculte de Clermont, a fait diverses conférences dans lesquelles il a étudié les illusions de la conscience et de la mémoire.

« La conscience, dit M. Luguet, est la connaissance que prend l'esprit de ses propres états. Elle implique tout à la fois le sentiment d'un etat présent et le souvenir d'une suite d'etats antérieurs à laquelle nous le rattachons. Or, la mémoire peut d'abord nous tromper sur ces etats antérieurs, et ensuite nous sommes sujets à nous tromper nous-mêmes dans la perception de notre état actuel, dans ce que l'on peut appeler « la lecture de nos propres senti-« ments ». De la des illusions bien curieuses et qui portent, les unes sur ce que nous eprouvons à un moment donne, les autres sur notre personnalite même. Que de comparaisons, de souvenirs et de pressentiments tiennent dans ce que nous prenons pour un etat simple et irréductible de notre personne! »

II

« La personnalité, dit M. Ribot, n'est pas un phénomène, mais une évolution. A l'état normal, la personnalité est une coordination psycho-physiologique aussi parfaite que possible qui se maintient malgré des changements perpétuels et des incoordinations passagères. »

La coordination des innombrables actions nerveuses de la vie organique est la base de la personnalité physique et psychique, parce que toutes les autres coordinations s'appuient sur elle, s'ajoutent à elle, parce qu'elle est l'homme intérieur, la forme intérieure de la subjectivité, la raison dernière de sa façon de sentir et d'agir, la source de ses instincts, de ses sentiments et de ses passions, et son principe d'individuation.

La conscience n'est pas une entité, mais une somme d'états dont chacun est un phénomène d'un genre particulier, lié à certaines conditions de l'activité du cerveau, qui existe lorsqu'elles existent, qui

[1] Ribot, *Maladies de la personnalité*. Paris, 1885.

manque lorsqu'elles manquent, disparaît lorsqu'elles disparaissent. Il en résulte que, chez un homme quelconque, la somme des états de conscience est très inférieure à la somme des actions nerveuses (réflexes de tout ordre, du plus simple au plus composé). La personnalité consciente ne peut pas être une représentation de *tout* ce qui se passe dans les centres nerveux ; elle n'en est qu'un extrait, une réduction. Nos états de conscience s'ordonnent dans le temps, non dans l'espace, suivant une dimension, ou suivant plusieurs. Par fusion et intégration des états simples, entre eux, se forment des etats très complexes qui entrent dans la série comme s'ils étaient simples ; ils peuvent même coexister, en une certaine mesure, pendant quelque temps ; mais, en définitive, le cercle de la conscience, surtout de la conscience claire, reste toujours très limité. Il est donc impossible de considérer la personnalité consciente par rapport à la personnalité objective, cérébrale, comme un décalque qui s'applique exactement sur son dessin ; elle ressemble plutôt à un relevé de plan topographique par rapport au pays qu'il représente.

On ne peut dire pourquoi certaines actions nerveuses deviennent conscientes et lesquelles. On constate que les états de conscience toujours instables se suscitent et se supplantent. C'est l'effet d'une transmission de force et d'un conflit de force qui a lieu, non entre les états de conscience, mais entre les éléments nerveux qui les engendrent. Ces associations et antagonismes sont bien étudiés de nos jours, mais ce qui importe le plus, c'est de pénétrer plus avant, jusqu'aux conditions de leur unité organique. Les états de conscience ne sont pas, en effet, des feux follets qui s'allument et s'éteignent tour à tour; il y a quelque chose qui les unit et qui est l'expression subjective de leur coordination objective. Là est la raison dernière de leur continuité. C'est l'organisme et le cerveau, sa représentation suprême, qui est la personnalité réelle, contenant en lui les restes de tout ce que nous avons éte et les possibilités de tout ce que nous serons. Le caractère individuel est écrit là avec ses aptitudes actives et passives, ses sympathies et antipathies, son génie, son talent ou sa sottise, ses vertus et ses vices, sa torpeur ou son activité. Ce qui en émerge jusqu'à la conscience est peu, au prix de ce qui reste enseveli, quoique agissant. La personnalité consciente n'est jamais qu'une faible partie de la personnalité physique.

L'unité du moi est la coordination d'un certain nombre d'états sans cesse renaissants ayant pour seul point d'appui le sentiment vague de notre corps. — Donc le moi est une coordination. Il oscille entre ces deux points extrêmes ou il cesse d'être l'unité pure, l'incoordination absolue. Tous les degrés intermédiaires se rencontrent en fait, sans demarcation entre le sain et le morbide; l'un empiète sur l'autre.

L'unité du moi, c'est donc la cohésion, pendant un temps donne. d'un certain nombre d'états de conscience clairs, accompagnés d'autres moins clairs et d'une foule d'etats physiologiques qui, sans être accompagnés de conscience, comme leurs congénères, agissent autant qu'eux et plus qu'eux. Unité veut dire coordination. En résume le consensus de la conscience est subordonne au consensus de l'organisme; les elements constitutifs de la personnalite comprennent des conditions organiques, affectives et intellectuelles.

III

Le rôle de la personnalite physique comme élement de la personnalité totale est très important. On peut admettre que les sensations organiques venant de tous les tissus, de tous les organes, de tous les mouvements produits, en un mot de tous les états du corps, sont representés à un degré quelconque dans le sensorium, et c'est leur ensemble qui constitue la personnalite physique.

Il s'en suit qu'elle doit varier avec eux et comme eux. Il existe un état à peine morbide. connu probablement de tout le monde, qui consiste en un sentiment d'exubérance ou de dépression sans causes connues. Le ton ordinaire de la vie change, il s'elève ou s'abaisse. Dans l'état normal, il y a une « eupho rie » positive; ıl ne vient du corps ni bien-être, ni malaise. Parfois, au contraire, les fonctions vitales s'exaltent, l'activıte surabonde et cherche à se dépenser; tout paraît facile et profitable. Cet etat de bien-être, tout physique d'abord, se propage dans l'organisation nerveuse entière et suscite en foule des sentiments agréables, à l'exclusion des autres. Alors on voit tout en rose. Parfois c'est l'inverse : un état de malaise, d'abattement, d'ınertie et d'impuissance, et comme consequence, la tristesse, la crainte, les sentiments penibles ou déprimants. C'est l'heure où l'on voit tout en noir. Dans l'un et l'autre cas, d'ailleurs, aucune nouvelle, aucun événement, rien d'extérieur qui justifie cette joie ou cette tristesse subite.

Déjà la personnalité est modifiée. Pour lui, et mieux encore pour ceux qui le connaissent, l'individu est changé, n'est plus le même. On peut dire que la personnalité physique suppose les propriétes de la matière vivante et leur coordination ; de même que le corps n'est que la somme organisée et coordonnée de tous les éléments qui le constituent, la personnalité physique n'est que la somme organisee et coordonnée des mêmes éléments comme valeur psychique. Elle exprime leur nature et leur agencement ; rien de plus.

Le moi normal, ajoute M. Ribot, a peu de cohésion et d'unité. Il y a en chacun de nous des tendances de toute sorte, tous les contraires possibles, et entre ces contraires toutes les nuances intermédiaires, et entre ces tendances toutes les combinaisons. C'est que le moi n'est pas seulement une mémoire, un emmagasinement de souvenirs lies au présent, mais un ensemble d'instincts, tendances, desirs, qui ne sont que sa constitution innee et acquise entrant en action. On peut dire que la memoire est le moi statique, et le groupe des tendances, le moi dynamique. En comprenant le moi tel qu'il est, c'est-à-dire comme une coordination de tendances et d'états psychiques dont la cause prochaine doit être cherchee dans la coordination et le consensus de l'organisme, on ne s'étonnera plus de ces oscillations incessantes chez les caractères mobiles, rares chez les caractères stables, qui pendant un temps long, court ou même presque insaisissable, montrent la personne sous un jour nouveau. Un état organique, une influence extérieure, renforcent une tendance; elle devient un centre d'attraction vers lesquels convergent les états et tendances directement associés; puis les associations gagnent de proche en proche, le centre de gravité du moi se trouve déplacé et la personnalite est devenue autre.

Notre moi, à diverses époques, est différent de lui-même. Suivant l'âge, les divers devoirs de la vie, les évènements, les excitations du moment. tels complexus d'idées qui, à un moment donné, representent le moi, se développent plus que d'autres et se placent au premier rang.

Le dipsomane offre l'exemple de deux tendances opposées: parfois sobre, rangé, laborieux; d'autrefois confisqué tout entier par la passion, imprévoyant, inconscient, crapuleux. N'y a-t-il pas là comme deux individus incomplets et contraires soudés à un tronc commun?

De même pour tous ceux qui sont sujets à des impulsions irrésistibles et qui disent qu'une force étrangère les pousse à agir malgré eux.

Un cas curieux a été observé par Renaudin. Un jeune homme dont la conduite avait toujours été excellente se livra subitement aux plus mauvaises tendances. On ne constate dans son etat mental aucun signe d'aliénation évidente, mais on peut voir que toute la surface de la peau était devenue absolument insensible. Dès que cesse cette insensibilité, les dispositions du jeune homme sont toutes differentes ; il est docile, affectueux, comprend tout ce que sa situation a de pénible. Quand elle se manifeste, l'irrésistibilité des plus mauvais penchants en est la conséquence immédiate, et peut aller même jusqu'au meurtre.

Si la constitution du corps avec les tendances et les sentiments qui la traduisent se modifie seule, il en résulte une dissociation momentanée suivie d'un changement partiel du moi ; si la modification est assez profonde pour que les bases organiques de la memoire subissent une sorte de paralysie, restent incapables de reviviscence, alors la desintegration de la personnalité est complète ; il n'y a plus de passé et il n'y a plus de présent. Alors un nouveau moi se forme, ignorant le premier le plus souvent.

IV

La mémoire comprend trois choses : la conservation de certains etats, leur reproduction, leur localisation dans le passé. Ce n'est là cependant qu'une certaine sorte de memoire, celle qu'on peut appeler parfaite. Ces trois elements sont de valeur inegale : les deux premiers sont necessaires, indispensables ; le troisième, celui que dans le langage de l'ecole, on appelle la « reconnaissance », achève la memoire, mais ne la constitue pas. Supprimez les deux premiers, la mémoire est anéantie ; supprimez le troisième, la mémoire cesse d'exister pour elle-même, mais sans cesser d'exister en elle-même. Ce troisième élément, qui est exclusivement psychologique, se montre donc à nous comme surajoute aux deux autres ; ceux-ci sont stables, il est instable ; il paraît et disparaît ; ce qu'il représente, c'est l'appoit de la conscience dans le fait de la mémoire ; rien de plus.

C'est ainsi que M. Ribot distingue une memoire consciente comprenant l'élément psychique et une mémoire organique en dehors de toute conscience.

On a cherché des analogies de la mémoire dans l'ordre des phénomenes inorganiques, en particulier dans la propriété qu'ont les vibrations lumineuses de pouvoir être emmagasinees sur une feuille de papier et de persister, à l'état de vibrations silencieuses, pendant un temps plus ou moins long, prêtes à paraître à l'appel d'une substance révelatrice. Des gravures exposées aux rayons solaires et conservées dans l'obscurité peuvent, plusieurs mois après, à l'aide de réactifs spéciaux, révéler les traces persistantes de l'action photographique sur leurs surfaces [1]. Ces 1 ont une analogie assez lointaine avec la memoire. y trouve la première condition de tout rappel, -- conservation; mais c'est la seule, car ici la reproduction est tellement passive, tellement dependante de l'intervention d'un objet étranger, qu'elle ne ressemble pas à la reproduction naturelle de la mémoire. C'est que dans celle-ci nous avons affaire à des lois vitales, non à des lois physiques, et les bases de la mémoire doivent être cherchées dans les propriétés de la matière organisée, non ailleurs.

M. Ribot cherche le vrai type de la mémoire organique dans les actions automatiques secondaires, ou mouvements acquis qui sont le fond de notre vie journalière. Ainsi la locomotion, qui chez beaucoup d'espèces inferieures est un pouvoir inné, doit être acquise; chez l'homme, en particulier, ce pouvoir de coordination qui maintient l'équilibre du corps à chaque pas, a lieu par la combinaison des impressions tactiles et visuelles. Si l'on examine comment ces mouvements automatiques primitifs sont acquis, fixés et reproduits, on voit que le premier travail consiste à former des associations. La matière première est formée par les réflexes primitifs; il s'agit de les

[1] Luys *Le Cerveau et ses Fonctions*, p. 106.

grouper d'une certaine manière, d'en combiner quelques-uns à l'exclusion des autres. Cette période de formation n'est parfois qu'un long tâtonnement. Par l'exercice, les mouvements appropriés se fixent à l'exclusion des autres. Il se forme dans les éléments nerveux correspondant aux organes moteurs, des associations dynamiques, secondaires, plus ou moins stables (c'est-à-dire une mémoire), qui s'ajoutent aux associations anatomiques, primitives et permanentes.

En observant bien ces actions automatiques secondaires, si nombreuses, si connues de tout le monde, on voit que cette memoire organique ressemble en tout à la mémoire psychologique, sauf un point, l'absence de la conscience. La conscience n'est qu'un élément surajouté.

Le problème des conditions physiologiques de la mémoire en comprend deux principales :

1° Une modification particulière aux éléments nerveux;

2° Une association, une connexion particulière établie entre un certain nombre de ces élements.

Les nerfs conduisent l'impression soit d'une façon, soit d'une autre. La cellule nerveuse est l'élément qui reçoit, emmagasine et réagit. Or, l'impression une fois reçue, la marque d'une empreinte. Par là il se produit une aptitude et avec elle une différenciation de l'elément. Toute impression laisse une certaine trace ineffaçable, c'est-à-dire que les molécules une fois arrangées autrement et forcées de vibrer d'une autre façon ne se remettront plus exactement dans l'état primitif; mais il est difficile de dire en quoi consiste cette modification.

La manière dont plusieurs éléments se groupent pour former un complexus importe autant que la modification imprimée à chaque élément, comme base de la memoire. Ainsi la mémoire organique ne suppose pas seulement une modification des éléments nerveux, mais la formation entre eux d'associations determinées pour chaque événement particulier, l'etablissement de certaines associations dynamiques qui, par la repétition, deviennnent aussi stables que les connexions anatomiques primitives.

On s'est demande si chaque cellule nerveuse peut conserver plusieurs modifications différentes, ou si, une fois modifiée. elle est pour jamais polarisée. On peut admettre cette dernière probabilite. Le nombre des cellules cérebrales étant de 600 millions, d'après les calculs de Meynert, l'hypothèse d'une impression unique n'a rien d'inacceptable. Du reste, cette modification unique pouvant entrer dans des combinaisons différentes. peut produire des résultats différents Il ne faut pas tenir compte seulement de chaque facteur pris individuellement, mais de leurs rappports entre eux et des combinaisons qui en résultent. On peut comparer la cellule modifiée à une lettre de l'alphabet; cette lettre, tout en restant la même, a concouru à former des millions de mots dans les langues vivantes ou mortes. Par des groupements, les combinaisons les plus nombreuses et les plus complexes peuvent naître d'un petit nombre d'élements.

En fait, il n'y a pas une mémoire, mais des mémoires; il n'y a pas un siège de la mémoire, mais des sièges particuliers pour chaque mémoire particulière. Le souvenir est fixé à son lieu de naissance, dans la partie du système nerveux qui a éte modifiée. Il est difficile de dire en quoi consiste cette modifications; ni le microscope, ni les réactifs, ni l'histologie, ni l'histochimie, ne peuvent nous l'apprendre; mais les faits et le raisonnement nous démontrent qu'elle a lieu et nous tenterons de donner une opinion à ce sujet.

Une mémoire riche et bien fournie n'est pas une collection d'empreintes, mais un ensemble d'associations dynamiques très stables et très promptes à s'éveiller.

Il est une forme plus complexe de la mémoire, celle qui est accompagnée des faits de conscience, que la langue usuelle et même celle des psychologues considère comme la mémoire tout entière ; dans ce cas il y a un facteur de plus qui intervient, mais il est important, car c'est le phénomene de conscience. On peut dire que les associations dynamiques des elements nerveux jouent un rôle bien plus important dans la mémoire avec conscience. Si l'on veut essayer de se représenter une bonne mémoire, on peut se figurer un grand nombre d'éléments nerveux, chacun modifié d'une manière particulière, chacun faisant partie d'une association et probablement apte à entrer dans plusieurs, chacune de ces associations renfermant les conditions d'existence des etats de conscience. La mémoire a donc des bases statiques et des bases dynamiques. Sa puissance est en raison de leur nombre et de leur stabilité.

M. Ch. Richet regarde la personnalité comme un phénomène de conscience et un phenomène de mémoire [1].

La conscience ne comporte sa plénitude, c'est-à-dire la notion de la personnalité et du *moi*, que si le *moi* de la seconde actuelle est relié par la mémoire au *moi* de toutes les secondes qui ont précéde. Ce qui fait la conscience, ce n'est pas seulement la sen-

[1] Ch. Richet, *Essai de psychologie generale.* Paris, 1887.

sation presente ou l'effort présent, c'est encore les souvenirs des efforts anterieurs ou des sensations antérieures. Si la connaissance de l'état actuel est précise, si la connaissance des etats antérieurs est précise, alors la conscience sera complète et en pleine possession d'elle-même.

Il y a donc des consciences très parfaites et des consciences très imparfaites, et ces degrés de la conscience seront liés bien plus à la puissance de la mémoire qu'à l'intensité de la sensation presente.

La comparaison des états de conscience antérieurs avec les états actuels est le lien qui réunit la vie psychique ancienne avec la vie psychique présente. C'est le *fondement de la personnalité*. Une conscience qui se compare à l'ancienne personne est une vraie personne; elle juge d'elle-même dans le temps, et peut ainsi, avec une grande force, affirmer son existence.

CHAPITRE IX

TENTATIVE D'EXPLICATION

Ces diverses variations de la personnalité sont bien reelles ; les faits sur lesquels est basee leur analyse sont bien etudiés et, grâce aux procedés de contrôle employes, il n'est pas permis de les mettre en doute. Leur simple constatation est deja très interessante, mais il est important de savoir comment elles peuvent être interpretees. Cette interpretation est difficile ; elle varie suivant les differents auteurs et, du reste, elle n'a jamais eté tentée que pour un cas particulier. Nous verrons s'il est possible d'esquisser une interprétation generale qui puisse englober tous les cas, depuis la simple alternance jusqu'à l'alienation la plus complete de la personnalite.

I

M. Azam, qui, un des premiers, a étudié les changements de personnalité, a cherché à expliquer le cas de Felida.

Nous avons rappelé ci-dessus que Félida présente le phénomène singulier d'une existence comptant deux modes, deux conditions, que sépare l'absence du souvenir. La succession des phénomènes peut être ainsi résumée :

État normal, — perte de connaissance, — retour à la connaissance et en même temps entrée dans un mode d'existence complet, parfait, qur ne diffère de la vie ordinaire que par des allures differentes et un caractère plus leger. — Deuxième perte de connaissance qui paraît semblable à la precedente, — rentrée dans l'état normal.

La période de transition, semblable à une attaque d'épilepsie, peut avoir lieu pendant le sommeil ou pendant la veille.

Le fait saillant qui différencie l'état normal de l'autie etat, c'est que Felida ignore absolument tout ce qui s'est passé pendant la condition seconde d'où elle sort, quelle qu'ait éte sa durée, tandis qu'étant dans cette condition seconde elle sait parfaitement ce qui s'est passe pendant la condition prime, ayant ainsi à ces moments la notion complète de son existence.

Ce phénomène d'amnésie, M. Azam l'explique en disant que pendant le court instant de transition qui précède, la memoire auparavant complète et parfaite a vu disparaître un de ses éléments, la reproduction des idées. C'est pendant ce court instant que s'est déchiré le feuillet du livre. En un un mot, si Félida ne se souvient pas, ce n'est pas parce qu'au moment où elle a oublie elle est dans un état morbide, c'est parce qu'à ce moment elle n'a plus la faculte de reproduction des idées, ayant perdu cette faculte dans la courte periode de transition.

M. Azam avait d'abord pensé que Félida avait perdu le souvenir parce que, dans la periode précédente, les idées n'avaient pas fait une impression suffisante sur son cerveau. Ainsi que l'ont fait remarquer MM. Egger et Lereboullet, cet oubli n'est qu'un état latent, une eclipse momentanée de la mémoire, car pendant tout ce temps les impressions ont été non seulement perçues, mais conservées, emmagasinées. La preuve en est déjà dans ce fait signalé et frappant que, pendant la condition seconde qui suit, la mémoire revenue, ces impressions reviennent.

M. Azam avait aussi comparé l'état de condition seconde de sa malade à celui d'une somnambule qui avait en plus que les autres somnambules, le sens de la vue à son service; il appelait cet état le somnambulisme total. Depuis lors, il a modifié son opinion, et d'après les idées de MM. Victor Egger et Luys, il s'est montré disposé à admettre, pour expliquer l'amnesie, l'hypothèse d'une lésion intermittente de la circulation dans les parties du cerveau où siègent les fonctions intellectuelles, sinon la mémoire seule. Ce trouble de circulation serait plutôt une anémie qu'une hyperémie et une anémie par contraction des tuniques vasculaires. L'hyperémie est, en effet, plutôt l'origine d'une exaltation de fonction tandis qu'à l'anémie répond une dépression. Or, l'amnésie appartient à l'ordre des dépressions intellectuelles, elle est comme le sommeil de la mémoire, et le sommeil s'accompagne d'anémie cerébrale. Telle est du moins l'explication de M. Azam.

Donc l'amnésie résulte du fonctionnement alternatif, soit des deux hémisphères simultanément, soit de l'un seulement des deux hémisphères du cerveau, la mémoire siégeant dans l'un des deux et, comme la perte de la parole, faculté dont le siège réside dans l'hémisphère gauche, n'accompagne pas la perte de la mémoire, il s'en suivrait que la mémoire résiderait dans l'hémisphère droit.

M. Dufay trouve etrange qu'on soit obligé d'admettre que l'état de santé est celui dans lequel les fonctions s'exercent incomplètement, tandis que la maladie élève les facultés au degre supérieur, ce qui nous conduirait à modifier grandement les définitions classiques des mots santé et maladie. M. Azam fait remarquer que l'état complet, parfait de la personne peut être celui ou se manifeste l'absence des souvenirs. Celui qui s'éveille d'un songe peut l'avoir oublié; le convalescent de fièvre typhoide, qui a déliré pendant de nombreux jours et qui n'a conservé aucun souvenir de ce qu'il a fait pendant son délire, n'en est pas moins dans un état de santé intellectuelle. C'est la faute du songe et du délire si, en leur échappant, on ne se souvient pas de ce qui s'est passé dans leur durée ; c'est la faute de sa condition seconde, si Félida ne garde aucun souvenir de ce qui s'est passé pendant qu'elle était sous son empire. S'il en est ainsi, c'est que les faits accomplis pendant ce temps n'ont laisse dans le cerveau qu'une trace nulle ou insuffisante. Cette distinction amène M. Azam à rappeler que le souvenir comporte deux actes : *conserver les impressions* et *les reproduire*. Pour certains cas, la reproduction est detruite et la conservation persiste. Les deux éléments du souvenir, *conservation* et *reproduction*, sont si bien séparés, si independants l'un de l'autre que chacun de nous, bien qu'ayant le cerveau rempli d'images et d'impressions, n'en peut évoquer à sa volonté qu'une quantité bien petite. Viennent une odeur, un air de musique, un paysage, et le souvenir rebelle à l'appel surgira comme de lui-même. Emmagasiné dans la profondeur des tiroirs, il en sortira seul, au moment où nous nous en soucions le moins. On ne saurait donc penser que la vie normale de Félida est incomplète ou sa sante imparfaite parce qu'il y a absence du souvenir. A qui viendra-t-il la pensée que l'ivrogne qui s'éveille est incomplet ou malade, parce qu'il a oublié tout ce qu'il a fait pendant son ivresse? On accusera avec raison le vin qu'il a bu de cette insuffisance. De même chez Félida, M. Azam accuse la période de transition qui la fait rentrer dans l'état normal, de détruire la reproduction du souvenir.

M. Ribot cherche l'explication des faits d'amnesie dans la constitution de deux mémoires; il suppose qu'à côté de la mémoire normale, anciennement organisée dans le cerveau du sujet, il se forme pendant les accès de condition seconde une mémoire partielle, temporaire, parasite.

Nous nous contenterons de faire remarquer que l'on trouve chez notre seconde malade deux conditions analogues à celles de Félida : une condition première dans laquelle elle n'a souvenir que d'une partie de son existence, et une condition seconde pendant laquelle sa mémoire est absolument complète; or, cette condition seconde est la condition de somnambulisme pendant lequel elle est susceptible de toutes les suggestions, mais où elle paraît éveillée, puisqu'elle a les yeux ouverts; l'analogie avec Félida est assez frappante et on peut se demander si la condition seconde de cette dernière, n'est autre qu'un somnambulisme spontané.

II

Il est impossible, aprés l'étude que nous avons faite de notre principal sujet, de conclure au dualisme des actions intellectuelles et d'expliquer cette alternance illimitée de la personnalité par le dédoublement des opérations cérébrales. Tout au plus, peut-on dire avec M. Ball qui défend le principe de l'indépendance, qu'il ne faut pas méconaître le droit de la coordination.

« Les diverses régions de l'encephale peuvent fonctionner isolément, mais elles sont créées pour s'entendre. L'harmonie est la loi qui gouverne tous les mouvements. Si, dans l'état pathologique, on voit se produire des divergences, des révoltes et des actes d'insubordination, il n'en est pas moins vrai qu'a l'état normal, les diverses régions des centres nerveux doivent necessairement se prêter la main pour accomplir la tâche commune; et pour que la raison conserve son empire, il faut que les chevaux qui traînent son char marchent toujours d'un pas égal. »

Le docteur Gabriel Descourtis s'est occupé d'une façon toute spéciale de la question de la dualité cérébrale. Il cite un exemple heureux pour démontrer le dédoublement des actions cérébrales : « C'est dans cet ordre de faits qu'il faut admirer la flexibilité de l'instrument cerébral, qui se prête à l'exécution d'un mécanisme semblable à celui du piano, par exemple, pour lequel la main droite exécute avec des traits brillants des phrases sentimentales, tandisque la main gauche l'accompagne dans son évolution, la soutient de son rythme, la nourrit de ses accords et manifeste ainsi une activité indépendante et isolée; ce qui prouve encore cette indépendance, c'est que la main droite exécute des notes en clef de *sol* et la main gauche en clef de *fa*. Il faut donc bien, pour expliquer ce fait, admettre une dualité simultanée des deux hemisphères cérébraux, dualité artificielle et passagère, obtenue au prix de nombreux efforts et d'une longue habitude. »

III

M. Bernheim, dans un remarquable travail [1] sur « *les souvenirs latents et les suggestions à longue échéance* » tente certaine explication de ces curieux phénomènes.

« La simple occlusion des yeux suffit chez beaucoup a determiner un nouvel etat de conscience. Le cerveau n'étant plus impressionné par les objets matériels sur lesquels l'attention se fixe, tombe dans un état passif; le sujet, ne regardant plus avec ses yeux, ne regarde plus, si je puis ainsi dire, avec son cerveau. L'activité nerveuse délaisse les centres d'attention supérieurs et se concentre sur les centres automatiques. Les impressions nouvelles, evoquees dans ce milieu où l'influx cerebral est autrement réparti, sont comme implantées sur un état de conscience spécial.

[1] Bernheim, *Comptes rendus de la Societe de biologie*, 1885.

Les yeux ouverts, le sujet regarde ; les images matérielles frappant l'encéphale et appelant son activité nerveuse au dehors, la concentration psychique cesse ; les centres qui ont perçu des impressions avec une accumulation de force nerveuse, ne retiennent plus qu'une force moindre ; l'état de conscience est modifié ; l'impression est éteinte, pour reparaître si le même état de concentration se reproduit, par la simple occlusion des yeux.

« Un phénomène du même ordre se produit instinctivement chez nous. Quand nous voulons rappeler un souvenir ou créer en nous une impression profonde, l'inscrire dans notre cerveau de manière qu'elle soit susceptible d'être réveillée à un moment donné, que faisons-nous ? Nous nous concentrons, nous fermons les yeux ; nous fermons le sensorium à toute impression autre ; et ainsi nous évoquons le souvenir latent ou bien nous gravons profondément l'impression voulue. Celle-ci disparaît bientôt quand l'activité cérébrale se diffuse de nouveau sur un grand nombre d'objets, sur toute la périphérie nerveuse ; mais elle reparaît facilement, si l'activité cérébrale vient à se concentrer ; le souvenir gagne pour ainsi dire en profondeur. en netteté, ce qu'il perd en continuité.

« N'est-ce pas pour cela aussi que les souvenirs de l'enfance, déposés dans un cerveau plus jeune, plus impressionnable, plus crédule, moins préoccupé d'idées multiples, qui se concentre plus facilement, dans lequel les phénomènes de l'activité automatique prédominent ; ces souvenirs se gravent plus profondément et s'évoquent plus facilement ?

« Dans la vieillesse, alors que la mémoire faiblit, les souvenirs de l'enfance persistent toujours, reparaissent par intervalles et ne s'éteignent jamais complètement, tandis que les impressions de l'âge adulte, même alors qu'elles ont persisté longtemps, s'effacent souvent sans retour. Ajoutons que presque tous les enfants sont hypnotisables, et le nombre de ceux qui sont susceptibles d'entrer en somnambulisme est beaucoup plus considérable que celui des adultes, trois fois plus d'après M. Liebeault.

« L'état hypnotique n'est pas un état anormal, il ne crée pas de nouvelles fonctions ni des phénomènes extraordinaires, il développe ce qui se produit dans l'état de veille ; il exagère à la faveur d'une nouvelle modalité psychique la suggestibilité normale que nous possédons tous à un certain degre ; notre état psychique est modifié de manière à realiser avec plus d'éclat et de netteté les images et les impressions évoquées.

« Quand, abîmés dans nos rêveries, notre activité cérébrale se concentre sur les souvenirs, les anciennes impressions reparaissent, d'anciennes images revivent devant nos yeux souvent nettes comme la réalité ; nous restons absorbés dans la contemplation du passé, nous revivons de la vie écoulee, nous rêvons repliés en nous-mêmes, si bien alors, — à qui cela n'est-il arrivé? — qu'une excitation sensorielle vive, un bruit inattendu, la voix d'un ami nous rappelle à nous, et nous arrache à la vie contemplative, véritable hallucination en état de veille ; nous revenons à nous, notre activite psychique se diffuse de nouveau au dehors, et nos souvenirs s'éteignent instantanément ; nous ne pouvons plus nous rappeler l'objet de nos rêveries passives. Il en est de même si la concentration, au lieu de se faire sur un souvenir imagé, se fait sur une idée ; nous ne pouvons plus nous rappeler l'objet de nos méditations abstraites. L'état de conscience s'est modifié ! N'est-ce pas là, spontanément et à notre insu, réalisé chez nous un état comparable à l'état hypnotique provoque ? Même exaltation des facultés imaginatives, ou même absorption de l'esprit par une idée ! Souvent même insensibilité, souvent même amnésie au retour ! Le soldat qui, dans la chaleur du combat, ne sent pas sa blessure ; Archimède tué pendant qu'il méditait, étranger à tout, des problèmes abstraits, ne sont-ce pas là des exemples de concentration nerveuse par une idee, une émotion, semblables à celles que l'hypnotisme provoque, et ne sommes-nous pas tous à notre insu et souvent dans un état analogue ?

« Peut-être qu'en réalité il n'y a ni un état, ni deux états de conscience, mais des états infiniment variables. Entre l'état de veille et l'état de concentration parfaite qui constitue le somnambulisme, toutes les variantes existent. Notre cerveau est peuplé de souvenirs qui y sont entassés depuis l'enfance ; tous ces souvenirs sont latents, car s'ils étaient tous éveillés, ce serait un vrai chaos dans notre entendement ; mais chacun de ces souvenirs peut renaître alors que le même état de conscience qui l'a produit se reproduit.

« Le sommeil, qu'il soit artificiel ou spontané, n'est pas l'abolition des facultés intellectuelles ; c'est un autre état cérébral que celui de la veille, etat difficile à définir, dont l'étude reste encore à faire aux psychologues, dans lequel prédominent les phénomènes de l'activité automatique, mais dans lequel aussi les facultés dites de raisonnement peuvent être éveillées et concentrées sur un point spécial, sur un ordre d'idées. Ce qui semble dominer, c'est la concentration, c'est la fixité de l'activité nerveuse sur le phénomène embrassé, image ou idée évoquée ou suggérée ; cette concentration d'ailleurs peut se faire successivement sur des objets variables ; des rêves multiples se succèdent chez les dormeurs; des suggestions multiples et diverses sont communiquées aux somnambules qui les réalisent instantanement.

« La concentration nerveuse change de sujet au gré de l'hypnotiseur; le foyer change de place, si je puis dire ainsi, conservant chaque fois toute sa concentration.

« Sans développer davantage cette vue que j'abandonne aux psychologues, contentons-nous de savoir que pendant notre sommeil le cerveau peut continuer à penser et à travailler; il ne travaille pas à notre insu; nous en avons conscience comme le somnambule a conscience de ce qu'il fait; seulement *c'est un autre état de conscience*, parce que l'activité nerveuse est autrement répartie qu'à l'état de veille; elle est concentrée sur une idée fixe, ou sur les centres d'imagination, et au reveil le souvenir s'est évaporé, comme s'est évaporé le souvenir des faits accomplis dans le sommeil provoqué. A qui n'est-il arrivé de s'endormir avec l'idée d'un problème ou d'une question abstraite à résoudre dont la solution échappe et de se réveiller avec la solution trouvée? Le cerveau continue à élaborer son travail intellectuel pendant le sommeil et quelquefois à le réaliser avec plus de facilité, grâce à la concentration psychique spéciale plus active sur l'idée qui le préoccupe. »

IV

L'état de la mémoire dans le somnambulisme provoqué présente, dit M. Beaunis [1], un interêt special; c'est lui qui domine toute la scène.

« Le fait caractéristique et qui a été constaté par presque tous ceux qui se sont occupés de cette question, c'est que la personne hypnotisée, une fois réveillée, ne se rappelle rien de ce qui s'est passé pendant le sommeil hypnotique; tandis qu une fois endormie de nouveau, elle se souvient parfaitement de tous les faits et gestes de ses sommeils antérieurs.

« Il semble qu'il y ait une sorte de dedoublement de la memoire et de la conscience : il y aurait d'une part, la vie ordinaire, normale, avec ses veilles et ses sommeils naturels, et d'autre part la vie somnambulique composée uniquement de la serie des sommeils hypnotiques provoqués. Il faut remarquer cependant qu'il n'y a pas de separation absolue entre ces deux

1 Beaunis, *Recherches experimentales sur les conditions de l activité cerebrale et sur la physiologie des nerfs, études physiologiques et psychologiques sur le somnambulisme provoque* Paris. 1886 — *Le Somnambulisme provoqué*. Paris, 1886. *(Bibl scientifique contemporaine.)*

vies, car le sujet hypnotisé se rappelle non seulement ce qui s'est passé pendant le sommeil hypnotique, mais encore tout ce qui s'est passé pendant l'état de veille et pendant le sommeil naturel, ses rêves par exemple. On verra même que le souvenir des faits qui se sont produits à l'état de veille pendant l'existence ordinaire est plus exact et plus précis pendant le sommeil provoqué. »

M. Delbœuf[1], dont on connaît les études sur la mémoire, cite des faits qui tendent à établir dans son intégrité l'unité de la conscience des hypnotisés que l'on était en droit de regarder comme brisée.

D'une série d'expériences menees avec sagacité, il conclut que le rêve hypnotique est de même nature que le rêve ordinaire et soumis aux mêmes lois, et que la différence entre l'état normal et l'état hypnotique est, du moins à cet égard, de même ordre que la différence entre la veille et le sommeil. Les rêves hypnotiques se prêtent au rappel dans les mêmes conditions que les rêves ordinaires. Si l'on a cru pendant longtemps que ce qui le caractérisait était de ne pas donner prise au souvenir, c'est qu'on n'avait pas porté son attention sur les conditions qui ravivent le souvenir des autres. Lorsque les conditions sont les

1 Delbœuf, *La Memoire chez les hypnotises* (*Revue philosophique*, mai 1886)

mêmes, les premiers comme les seconds sont susceptibles de rappel. Il résulte aussi de là que l'on aurait tort de conclure qu'il n'y a pas de rêve là où il n'y a pas de souvenir. Cette conclusion est contraire aux faits. La seule différence qui subsiste entre l'une et l'autre espèce de rêve réside dans la nature des suggestions; et encore cette différence peut-elle s'effacer. Sans doute nos rêves ordinaires nous sont inspirés en grande partie par des mouvements organiques internes; quelquefois cependant par des mouvements extérieurs qui se communiquent à nos sens imparfaitement engourdis et aussi par des attitudes inconscientes. Les rêves hypnotiques n'ont pas leur origine dans des dispositions ou des modifications de l'organisme profond; ils sont principalement suggéres par des impressions extérieures faites sur les organes des sens : l'ouïe, quand on parle au sujet ; la vue, quand on fait devant lui certains gestes; le sens dit musculaire, quand on donne aux membres une certaine position. Or, dans la vie normale, c'est par les deux premières voies que nous acquérons des idées, c'est-à-dire par la contemplation et par la conversation ou la lecture. Nous avons peur quand nous voyons un de nos semblables avoir peur. Nous sommes tristes quand un être qui nous est sympathique raconte ses malheurs.

V

M. Pierre Janet a fait une étude intéressante sur les actes inconscients et le dédoublement de la personnalité pendant le somnambulisme provoqué [1]. Il a essayé de vérifier les expériences de M. Delbœuf sur la conservation du souvenir après le sommeil et il est arrive à des résultats identiques. Quand on reveille brusquement le sujet au milieu d'un acte suggéré, il en garde, en effet, le souvenir comme d'un rêve. Il en est de même d'ailleurs lorsqu'il s'agit non pas d'un acte, d'un mouvement, mais d'une simple hallucination. On dit à L... qu'il y a dans la chambre un feu de Bengale vert et elle l'admire, puis, choisissant un moment où elle est tout à fait immobile dans sa contemplation, on la reveille brusquement. A son réveil, elle cherche partout avec étonnement : « Pourquoi avez-vous éteint le feu de Bengale vert?... Ah ! c'était un rêve. » Il semble qu'il y a cependant une exception à cette loi indiquée par M. Delbœuf. Quand le

1 P. Janet, *Revue philosophique*, décembre 1886.

sujet a déjà été endormi brusquement au milieu d'un acte de la veille, l'idée qui apparaît dans la conscience, après un réveil également brusque, n'est pas le souvenir du somnambulisme, c'est la suite de l'acte commencé pendant la veille et interrompu subitement. Le somnambulisme est comme s'il n'avait pas existé et les deux moments de la veille semblent se rejoindre. Au milieu d'une conversation, L... est endormie avant d'avoir pu achever sa phrase. Après un quart d'heure de sommeil, elle est réveillée et alors achève tranquillement la conversation commencee sans se douter qu'elle a dormi. Le même phénomène a lieu d'ailleurs par le somnambulisme. Une fois rendormie, L... continue quelquefois l'acte commencé pendant le somnambulisme precédent. On pourrait avoir ainsi avec elle deux conversations très bizarrement interrompues et reprises, l'une pendant les etats de veille, l'autre pendant le somnambulisme.

M. Pierre Janet pense que la plupart des suggestions doivent s'accompagner d'un certain degré d'inconscience ou plutôt d'un certain dedoublement de la conscience. Il a cherché à se rendre compte des operations psychologiques en dehors de la conscience normale et s'est efforcé de les rendre sensibles par un signe, un langage quelconque. Les paroles ne révélaient rien; il a essayé d'un autre genre de signe, l'écriture. Il a observé que le sujet était capable de faire une lettre automatique assez correcte et indiquant une certaine réflexion. Le sujet parlait de tout autre chose et répondait à plusieurs personnes pendant qu'elle écrivait. En recommençant l'expérience, L... ecrivit une seconde fois exactement la même lettre sans changer un mot; il semblait que la machine fût montée dans ce sens et ne pût être derangée. L'écriture de ces lettres est intéressante; elle est analogue à l'écriture normale de L..., mais non identique; c'est une écriture penchee et très lâche; les mots ont une tendance à s'allonger indefiniment. M. Richet a remarqué que ce caractère était constant dans les écritures des médiums qu'il a eu l'occasion de voir; souvent dans leurs lettres un mot remplissait toute une ligne.

L'écriture automatique est un fait bien connu. M. Taine a très bien montré la possibilité et l'interêt de ce phénomène : [1] « Les manifestations spirites elles-mêmes nous montrent la coexistence, au même instant, dans le même individu, de deux volontes, de deux actions distinctes, l'une dont il a conscience, l'autre dont il n'a pas conscience et qu'il attribue à des êtres invisibles. Il y a une personne qui, en causant, en chantant, écrit, sans regarder son papier, des

[1] Taine. *De l'intelligence.*

phrases suivies et même des pages entières sans avoir conscience de ce qu'elle ecrit. Sa sincérité est parfaite, elle declare qu'au bout de sa page elle n'a aucune idée de ce qu'elle a tracé sur le papier ; quand elle les lit elle en est etonnée, parfois alarmee. Certainement on constate ici un dédoublement du moi, la présence simultanée de deux series parallèles et indépendantes, de deux centres d'action ou, si l'on veut, de deux personnes morales juxtaposées dans le même cerveau. Chacune a une œuvre et une œuvre différente, l'une sur la scène, l'autre dans la coulisse. »

Ces expériences viennent en grande partie confirmer celles que M. le Dr Berillon a faites avec M. le Dr Dumontpallier sur « les suggestions bilatérales simultanées de caractère différent pour chaque côté, dans l'etat cataleptique ».

VI

Des expériences sur les hallucinations jointes à des faits d'observations ont conduit certains auteurs à donner, du dédoublement de la personnalité une explication si simple qu'elle serait pour ainsi dire palpable.

On démontre d'abord l'indépendance fonctionnelle des deux hémisphères du cerveau, et on en conclut que de leur synergie résulte l'équilibre de l'esprit, de leur désaccord des troubles divers et finalement la scission de l'individu psychique.

Un médecin connu comme psychologue, Sir Henri Holland, le premier, en 1840, étudia le cerveau comme organe double, et insinua que quelques aberrations de l'esprit pouvaient être dues à l'action déréglée des deux hémisphères dont l'un, dans certains cas, semble corriger les perceptions et les sentiments de l'autre.

En 1844, Wigan va plus loin; il soutient que nous avons deux cerveaux et non un seul, et que « le corps calleux, loin d'être un trait d'union entre eux, est un mur de séparation », et il affirme plus nettement que son devancier la dualité de l'esprit.

Les progrès de l'anatomie cérébrale donnent ensuite des résultats plus positifs : inégalité de poids des deux hémisphères du cerveau, asymétrie constante, différence dans la topographie de l'écorce, etc. La découverte de Broca sur le siège de l'aphasie fut un nouvel argument d'une grande valeur. On supposa que l'hémisphère gauche serait le siège principal de l'intelligence et de la volonté, que l'hémisphère droit serait plus spécialement dévolu à la vie de nutrition (Brown-Séquard). — L'existence d'hallucinations simultanées, tristes d'un côté, gaies de l'autre, en tous cas différentes et contradictoires, attira l'attention des observateurs. Il y avait mieux à taire que d'observer, c'était d'experimenter. L'hypnotisme en fournit le moyen. On sait que l'hypnotisé peut parcourir trois phases : l'une léthargique, caractérisée par l'excitabilité neuro-musculaire; l'autre cataleptique, qui se produit en soulevant les paupières; la troisième somnambulique, causée par une pression sur le vertex. Si, pendant l'etat cataleptique, on abaisse la paupière droite, on agit par là sur le cerveau gauche et l'on détermine un etat léthargique du côté droit seulement. Le sujet se trouve ainsi partagé en deux : hémiléthargique à droite, hémicataleptique à gauche.

On peut varier les expériences. Une attitude differente est imprimee aux membres de chaque côté du corps; alors le sujet, d'un côté, a l'expression du commandement, de l autre sourit et envoie des baisers. On peut provoquer l'état hallucinatoire à droite ou à gauche seulement. Enfin, deux personnes s'approchent chacune de l'oreille du sujet; l'une, à droite, décrit le beau temps, le côté droit sourit; l'autre, à gauche, decrit la pluie, le côté gauche traduit le désagrément et la commissure labiale s'abaisse. Ou bien encore pendant qu'on suggère par l'oreille droite l'hallucination d'une fête champêtre, près de l'oreille gauche on imite l'aboiement d'un chien; le visage exprime à droite la satisfaction, à gauche, l'inquiétude[1].

Ces expériences, jointes à beaucoup d'autres faits, ont conduit très logiquement à cette conclusion : indépendance *relative* des deux hémisphères cérébraux, qui n'exclut en rien leur coordination normale, mais qui, dans certains cas pathologiques, devient un dualisme complet.

On a voulu aller plus loin et établir que ce dualisme cérebral suffit à expliquer tout désaccord dans l'esprit, depuis la simple hésitation entre deux partis à prendre, jusqu'au dédoublement complet de la personnalité. Si nous voulons à la fois le bien et le mal, si nous avons des impulsions criminelles et une conscience qui les condamne, si le fou, par instants, reconnaît sa folie, si le délirant a des moments de lucidité, si enfin quelques individus se croient doubles, c'est tout simplement parce que les deux hémisphères sont desaccordés. L'un est sain, l'autre malade; un état siège à droite, son contraire à gauche; c'est une sorte de manicheisme physiologique.

Griesinger, racontant le cas d'un de ses malades qui « se sentait déraisonner d'un seul côté de la tête, du côté droit », n'est pas disposé à accorder une grande

1 Magnin et Dumontpallier, 15 mai 1883.

importance à ces faits de dualité. D'ailleurs, dit M. Ribot, il existe des individus qui se croient triples. Esquirol a rencontré dans un établissement d'aliénés un prêtre qui, pour avoir appliqué trop ardemment son intelligence au service de la Sainte Trinité, avait fini par voir autour de lui des objets triples. Il se figurait lui-même être en trois personnes, et voulait qu'on lui servît à table trois couverts, trois plats, trois assiettes.

Cette theorie de la dualité repose, en définitive, sur cette hypothèse absolument arbitraire, que la lutte n'est toujours qu'entre deux états. L'expérience la contredit complètement. A qui n'est-il pas arrive d'hésiter entre trois decisions : agir dans un sens ou dans le sens contraire, ou s'abstenir; voyager au nord ou au midi, ou rester chez soi ? Il arrive maintes fois dans la vie que trois partis sont en présence, dont chacun exclut nécessairement les deux autres. Où loge-t-on le troisième ? puisque c'est sous cette forme étrange que la question a été posee.

Dans quelques cas d'atrophie congénitale du cerveau, on a vu des individus reduits dès l'enfance à un seul hémisphère cérébral; leur développement intellectuel était ordinaire et ils ressemblaient au reste des hommes [1]. Chez eux, dans l'hypothèse de la dua-

[1] Cotard, *Étude sur l'atrophie cerebrale*. Paris, 1868.

lité, aucune lutte interieure n'aurait dû se produire. On peut se borner à rappeler le mot de Griesinger sur le vers de Faust : « Ce ne sont pas *deux âmes seulement, mais plusieurs qui habitent en nous.* »

Ceci n'est qu'une occasion de voir une fois de plus notre sujet sur une nouvelle face. Ces oppositions dans la personne, cette scission partielle dans le moi, tels qu'ils se trouvent aux moments lucides de la folie et du délire, de la réprobation du dipsomane par lui-même pendant qu'il boit, ne sont pas des oppositions dans l'espace (d'un hémisphère à l'autre), mais des oppositions dans le temps. Ce sont, pour employer une expression favorite de Lewes, des « attitudes » successives du moi. Cette hypothèse rend compte de tout ce que l'autre explique et en outre de ce qu'elle n'explique pas.

Si l'on est bien pénétré de cette idée que la personnalité est un consensus, on n'aura pas de peine à admettre que cette masse d'états conscients, subconscients et inconscients qui la constituent se résume à un moment donné en une tendance, en un état prépondérant qui, pour la personne elle-même et pour les autres, en est l'expression momentanée. — Notre corps peut prendre, coup sur coup, deux attitudes contraires, sans cesser d'être le même corps. Il est clair aussi que trois états ou davantage peuvent se succéder (coexister en apparence) par le même mécanisme. Nous ne sommes plus rives au nombre deux. Il faut reconnaître sans doute que cette scission intérieure est plus fréquente entre deux états contraires qu'entre trois ou un plus grand nombre. L'expérience semble se prononcer en faveur d'une succession très rapide, équivalant à une coexistence. Les deux, trois ou quatre états contraires seraient, au fond, une succession.

L'indépendance relative des deux hémisphères n'est pas douteuse. Le trouble produit dans la personnalité par leur désaccord n'est pas douteux ; mais tout réduire à une simple division entre le côté gauche et le côté droit, est une hypothèse que, jusqu'ici, n'a fait valoir aucune raison sérieuse.

VII

Il faut bien dire, avec M. Ribot, que le terme courant de « double personnalité » n'est qu'une abstraction. Dès qu'on le traduit en faits concrets, en observations authentiques, on ne trouve que diversité. Chaque cas, pour ainsi dire, demande une interprétation particulière. Or, comme la personnalité est un composé très complexe, il est évident que ces perturbations doivent être multiformes.

Dans le cas de Félida, l'amnésie est limitée et ne porte que sur ce qui s'est passé dans la condition seconde. Ce caractère a une grande importance, car dans quelques faits célèbres du dédoublement de la vie, l'oubli portait sur toute la vie passée, y compris les idées générales. Il en était ainsi de la dame américaine de Mac-Nish, laquelle, à un moment donné, à la suite d'un sommeil spontané, oublia toute son existence antérieure, même ce qu'elle avait appris pendant cette existence, lecture, écriture, musique, et fut obligée de recommencer son éducation, jusqu'à ce qu'elle fût rentrée dans l'état normal et que ces notions lui fussent revenues. De tout cela nous concluons que même dans l'alternance il est difficile d'admettre le dualisme cérébral.

Dans les cas de substitution, c'est par l'intermédiaire de la sensibilité spéciale qu'on suscite des états psychiques de l'ordre des hallucinations, et la modification provoquée existe aussi bien à droite qu'à gauche. Rien ici qui milite en faveur de la dualité cérébrale.

Dans l'aliénation, il est facile d'établir une progression ou plutôt une régression continue du changement le plus passager à l'altération la plus complète du moi. La modification devient profonde et durable. Un changement intérieur s'est produit dans l'organisation nerveuse et ce changement a pu avoir pour résultat de faire naître une autre conscience organique. Entre celle-ci et l'ancienne conscience dont le souvenir a persisté avec ténacité, aucune soudure ne s'est faite. C'est le cas de ce vieux soldat d'Austerlitz qui, à la suite de son accident, a perdu le sentiment de sa personnalité. Le sentiment de l'identité manque parce qu'il ne peut résulter que d'une assimilation lente, progressive et continue des états nouveaux. Ici ils ne sont pas entrés dans l'ancien moi à titre de partie intégrante. De là cette situation bizarre où la personnalité ancienne s'apparaît comme ayant éte, comme n'étant plus, et où l'état present apparaît comme une chose exterieure et étrangère, comme n'étant pas.

Remarquons enfin que dans un état où la surface du corps ne donne plus de sensations et où celles qui viennent des organes sont à peu près nulles, ni la sensibilité superficielle ni la sensibilite profonde de l'organisme ne suscitent plus ces sentiments, images et idées, qui le rattachent à la haute vie psychique ; il se trouve réduit aux actes automatiques qui constituent l'habitude ou la routine de la vie ; il est à proprement parler une machine.

M. le docteur Henry Blanc-Fontenille, dans un travail tout récent [1], cite des cas très intéressants où les etats de personnalite ont varié, soit spontanement, soit par la provocation de la suggestion. Il appelle ce changement *delire ecmnesique*, et ce nom indique l'interprétation qu'il en donne. Quant à nous, nous ne saurions appeler *delire* un changement d'état si complet que tout est bouleversé, non seulement dans le domaine psychique, mais dans les fonctions de sensibilité, de mouvement et même de nutrition. Le mot delire s'est applique jusqu'ici exclusivement à des troubles de l'entendement; et quand il s'y joint quelques symptômes d'un autre ordre on prend soin de l'indiquer par un qualificatif : *délire paralytique*, *delire avec tremblement*. Quant au néologisme *ecmnésique*, si correcte qu'en soit l'étymologie, il est également insuffisant. Dans ce que nous appelons états nouveaux de la personnalité, le changement de la mémoire n'est pas seulement l'oubli de tout ce qui suit une date determinée de l'existence ; il s'y joint parfois d'autres lacunes correspondant à des époques antérieures; parfois même le retour de souvenirs qui semblaient perdus depuis longtemps, c'est-à-dire tout le contraire de l'ecmnésie. En un mot, la mé-

1 Blanc-Fontenille, *Étude sur une forme particulière de delire hysterique (delire avec ecmnesie)*. Bordeaux, 1887.

moire, comme toutes les autres facultés et fonctions, se retrouve telle qu'elle était au moment précis de la vie où le sujet s'est reporté. La dénomination de *délire ecmnesique* est donc de tout point trop étroite.

On peut voir qu'aucune théorie admise n'est capable d'expliquer tous les cas. On nous permettra de mêler notre opinion à ce grand débat et de formuler une idée nouvelle. Nous avons essayé de démontrer ailleurs[1] qu'il était nécessaire d'admettre dans les organismes superieurs une *énergie* spéciale, mise en action par toutes les influences extérieures. C'est peut-être encore à cette énergie nouvelle de la vie que l'on pourra avoir recours pour expliquer ces phénomènes.

La preuve que l'on accepte implicitement l'existence de cette force qui circule dans l'organisme et s'accumule sur les points où elle est attirée, c'est que beaucoup d'auteurs modernes admettent que c'est une sorte d'*induction psycho-motrice* qui fait naître un mouvement chez une personne à la simple vue de ce mouvement[2]. M. Féré montre que la pensee a une influence sur la force motrice et inversement que le

1 Bourru et Burot, *La Suggestion mentale et l'Action à distance des substances toxiques et médicamenteuses*. Paris, 1887. *(Bibliotheque scientifique contemporaine.)*

2 Ch. Féré, *Sensation et Mouvement, etudes expérimentales de psycho-mecanique*. Paris, 1887.

mouvement des membres peut augmenter ou diminuer la pensée. Certaines observations générales permettent de constater d'abord que la puissance de contraction des mains dans l'effort instantané augmente avec la violence des passions, avec le degre de l'attention, avec la culture des facultés intellectuelles. Mais des expériences plus précises sur des sujets prédisposés chez lesquels les phénomènes nerveux sont pour ainsi dire grossis, montrent une corrélation plus étroite. L'énergie d'un mouvement semble être en rapport avec l'intensité de la représentation mentale de ce mouvement. Tout ce qui accentue l'idée, comme des essais prealables de mouvement. l'attention portée sur la main, la vue d'une personne exécutant le geste ou simplement la vue d'un objet en rotation, tout cela augmente l'énergie de la pression mesurée sur le dynamomètre. Toutes les sensations produisent une augmentation de la puissance motrice. M. Feré fait voir que les hallucinations des hystériques hypnotises augmentent la pression dynamométrique de la même manière que les sensations correspondantes : « Chaque fois qu'un centre cérébral entre en action, c'est tout l'organisme qui est excité... Ce n'est pas seulement le cerveau, c'est tout l'être qui pense. » Cette excitation générale tantôt augmente seulement la tension de la force motrice, tantôt provoque des mouvements involontaires inconscients, une sorte d'écriture automatique de notre pensee; quelquefois elle est si forte qu'elle produit l'impulsion et le spasme que le sujet ne peut arrêter.

M. Ch. Richet[1] serre de plus près la question et rend compte de cette force que créent et dégagent les êtres vivants. L'origine de la force, pour les cellules vivantes, qu'il s'agisse des cellules nerveuses ou des cellules musculaires, est vraisemblablement d'origine chimique. Cela établit une analogie complète entre les cellules vivantes et les corps explosifs. Si donc la cellule peut à un moment donné dégager une grande quantité d'energie, c'est qu'il se fait dans son intimité des dédoublements chimiques rapides qui entraînent un phenomène de mouvement ou d'innervation.

Ainsi la vie est une fonction chimique, et la force dégagée par les êtres vivants est une force d'origine chimique. La conclusion mérite d'être signalée. « Le système nerveux central peut être appelé un appareil d'énergie latente, et cela à deux points de vue : d'abord parce que toutes les excitations antérieures qui l'ont ebranlé s'y sont définitivement accumulées. Tout ce qui a été vu, entendu, exécuté par

[1] Ch. Richet, *Essai de psychologie generale*, p. 189.

nous, tout cela est resté en nous à l'état d'image, avec une intensite presque égale à celle de l'image primitive. Ensuite parce que l'appareil intellectuel de l'homme, avec cette prodigieuse memoire, cette faculte d'idéation, de généralisation et de conscience, est le résultat des efforts lents et patients de la nature pendant des milliers de milliers de siècles. »

Il n'est donc pas illogique d'admettre que l'origine chimique de cette force est dans le muscle, que cette force ainsi produite circule, à la façon de l'électricité, le long des nerfs comme conducteurs, s'accumule dans les centres nerveux. Cette force, mise en action par une excitation spéciale, va faire vibrer les cellules qui ont emmagasiné les idées, les images, les emotions et les mouvements. Suivant le sens de la vibration, l'explosion finale sera définie.

CHAPITRE X

APPLICATIONS

Puisque dans certains cas il est facile de modifier la personnalité à volonté, il est rationnel de penser qu'on pourra tirer quelque profit de ces études. Ce n'est donc pas un simple intérêt de curiosité qui s'y attache, elles ont un côté pratique évident. Quoi de plus important que de changer un état de conscience? Les sujets sont malheureux des lacunes qui surviennent dans leur mémoire après une crise ; il serait possible, croyons-nous, de faire revivre les souvenirs engourdis. D'autres applications encore imprévues peuvent en découler.

I

Chez V... (Louis), il a éte possible d'utiliser les notions que l'on avait acquises sur les changements de personnalite. Pendant que nous avions ce sujet entre les mains, nous n'avons pu nous occuper de ce point de pratique; mais MM. Mabille et Ramadier ont réussi à en tirer quelques déductions importantes.

Il est toujours facile, V... étant en état de grande crise, après avoir comprimé la zone hystérogène, de déterminer, lorsqu'elle est sensible, une ebauche d'attaque que l'on arrête aussitôt par la pression du testicule. Immédiatement alors, on peut faire passer V... à l'état de somnambulisme par la pression des yeux, l'ouverture des paupières et la friction du vertex.

A ce degré, la suggestion permet de le ramener à sa personnalité normale, et de faire disparaître comme par enchantement la grande crise et la majeure partie des malaises.

Il est arrivé bien des fois, depuis que ces faits ont été constatés, d'enrayer les grandes attaques de ce malade et de mettre fin à ses déroulements de personnalité. Il suffisait de savoir que lorsque V... passe en revue son existence, telle paralysie motrice correspond à tel état de personnalité avec ou sans conservation de la zone hystérogène abdominale gauche; d'où l'indication d'intervenir en temps utile pour ramener la personnalité normale.

Ces auteurs croient aussi avoir démontré combien est intime le lien qui unit les crises nerveuses aux variations de la personnalité, car jamais ils n'ont vu, chez V..., la personnalité se transformer sans crises ou modifications nerveuses préalables.

II

M. Luys [1] vient de publier une observation de paraplégie hystérique guerie par suggestion, en faisant intervenir la substitution de personnalité.

Une malade, la nommée Gabrielle C..., entree dans les derniers mois de 1886 à la Charité pour se faire traiter d'accidents de congestion pulmonaire, fut prise d'attaques hystéro-épileptiques violentes à la

1 Luys, *Les Émotions chez les sujets en etat d'hypnotisme*, p 74. Paris, 1887.

suite desquelles elle eut les deux jambes contracturées d'abord, puis ensuite immobilisées par une impotence complete. L'idée de M. Luys était de reconstituer tout d'abord l'état genéral du sujet très affaibli par un séjour prolongé au lit, et, au bout d'un temps variable, d'avoir recours aux pratiques de l'hypnotisme pour suggérer au moment opportun l'idée de marcher. Ce fut M. Foveau, élève du service à la Charité, qui eut mission de commencer le traitement de l'hypnotisme therapeutique.

La malade fut mise en état d'hypnotisme et les appoints de la locomotion ayant récupéré les conditions physiques de leur fontionnnement, on lui donna la suggestion de marcher; c'est ce qu'elle fit. La malade se croyait être une autre personne et en cette qualité, et avec ce procédé détourné, on cst ainsi arrive d'une manière satisfaisante au but que l'on se proposait.

Voici, du reste, rédigés jour par jour, de la main même dc M. Foveau, quelques détails de l'observation clinique qui sont relatifs à ce nouveau procédé de suggestion très heureusement mis en œuvre. On a continué à faire marcher la malade en période de somnambulisme en la soutenant peu à peu et en constatant qu'elle se perfectionnait quotidiennement dans la marche. Mais la période de réveil étant arrivée, l'effort s'épuisait et la malade demeurait impotente de nouveau. Les choses étant en cet état, on lui suggéra (étant dans la période de somnambulisme) l'idée à conserver au réveil, qu'elle n'était plus Gabrielle, que sa personnalité était changée, et qu'elle était Yvonne, sa voisine, fille très alerte. Cette suggestion thérapeutique eut un plein succès. Gabrielle conserva, en effet, à l'état de veille, l'impulsion qui lui avait été envoyée. Elle crut, durant toute la journée, être Yvonne et jouait son rôle en conscience; elle se mit à marcher comme si elle eût récupéré toutes ses allures naturelles. Ce n'est que le lendemain qu'elle se réveilla naturellement, enervée, disait-elle, avec un sentiment de malaise genéral et une sensation pénible d'être *dans la peau d'une autre.*

Cette opération de la substitution de la personnalité et de guérison transitoire fut renouvelée avec le même succès trois jours de suite; la malade passant toute la journée sous le nom d'Yvonne à circuler dans la salle, s'endormait régulièrement le soir pour se réveiller le lendement avec le même sentiment de fatigue insolite. On la laissa deux jours au repos, sans rien lui faire pour ne pas lui donner une fausse direction, et le troisième jour, une fois en somnambulisme, on lui donna la suggestion qu'au réveil elle allait être guérie et qu'elle marcherait naturellement.

C'est effectivement ce qui eut lieu. A partir du jour où elle recupéra ainsi la faculté de mouvoir ses membres par les procédés naturels, elle continua à aller de mieux en mieux, et les allures de sa marche qui etaient hésitantes, saccadées, devinrent régulières et bien coordonnées.

III

M. Levêque [1] cite une étrange histoire qui prouve que la grossesse, l'accouchement et l'allaitement peuvent faire disparaître la mémoire.

Une jeune femme, mariee à un homme qu'elle aimait passionnément, fut prise, en couches, d'une longue syncope, à la suite de laquelle elle avait perdu la mémoire du temps qui s'etait ecoulé depuis son mariage inclusivement. Elle se rappelait très exactement le reste de sa vie jusque-là.

Elle repoussa avec effroi, dans les premiers instants, son mari et son enfant qu'on lui présentait. Depuis, elle n'a jamais pu recouvrer la mémoire de cette

1 Lévêque, *Maladies de la memoire (Revue philosophique)*.

période de sa vie ni des evénements qui l'ont accompagnée. Ses parents et ses amis sont parvenus par raison et par l'autorité de leur témoignage, à lui persuader qu'elle est mariée et qu'elle a un fils. Elle les croit, parce qu'elle aime mieux penser qu'elle a perdu le souvenir d'une année que de les croire tous des imposteurs; mais sa conviction, sa conscience intime n'y sont pour rien. Elle voit là son mari et son enfant sans pouvoir s'imaginer par quelle magie elle a acquis l'un et donné le jour à l'autre.

Cette femme doit, en effet, se trouver dans un singulier état d'esprit et d'âme. Le joli conte à faire avec cette aventure. Voyez-vous cette jeune épouse et cette jeune mere, qui n'a aucun souvenir, aucune preuve de l'une et de l'autre! Elle aime toujours l'homme qui vit auprès d'elle et qui se dit son mari; mais, tout en s'abandonnant à ce sentiment, dont elle ne peut se défendre, elle ne peut plus s'empêcher de penser qu'il se joue d'elle et qu'il l'a odieusement trompée...

L'idée lui vient qu'il a supposé cet enfant pour resserrer un lien qu'il s'est dispensé de nouer par les moyens ordinaires et légitimes. Elle soupçonne ses parents d'être les complices du suborneur, ils l'assurent qu'elle est mariée; elle est résignée à les croire, à paraître les croire plutôt, mais elle n'a pas la conscience du mariage, elle se dit qu'on la tient dans une situation irregulière, qu'on la fait victime passive d'une grande injustice et quelquefois elle a des révoltes soudaines et chaudes. C'est le mari qui alors doit recevoir les atteintes cuisantes de cette colère longtemps attisée. Dans leur longue énumération des accidents qui peuvent arriver par le mariage, Rabelais, Molière et leurs émules n'avaient pas pensé à celui-là.

La cause du malheur de cette jeune femme est un mal mysterieux, l'*amnésie*, qui nous ôte le sentiment des lieux et des temps. Nous ne reconnaissons plus les images des événements anciens, qui, pour nous, ne se localisent plus dans le passe. L'amnésie afflige souvent d'illustres vieillesses. Linné, dans ses dernières années, se plaisait fort à lire ses propres œuvres; à mesure qu'il avançait dans cette lecture, il oubliait qu'il en était l'auteur et s'ecriait : « Que c'est beau! que je voudrais avoir écrit cela! » D'assez bonne heure, Beethoven montra une disposition à oublier qui s'étendait à tout, même à ses compositions. Dès qu'il se livrait à un nouveau travail, c'etait avec une telle ardeur que le reste s'effaçait de sa mémoire, et celui-ci, une fois achevé, s'evanouissait dans le passé.

Aujourd'hui que nous connaissons les moyens de aire revivre les souvenirs, ne serait-il pas possible de remédier à des états si embarrassants? Nous croyons aussi que certains malades qui après une crise avaient perdu le souvenir de leur vie antérieure auraient pu être tirés d'embarras avec une grande facilite. Il est vrai qu'il faut des faits positifs, mais il n'y a qu'à tenter l'expérience et nous ne doutons pas du succès.

IV

M. Mesnet a cité récemment un cas d'accouchement dans l'état du somnambulisme provoqué; ce fait a fourni une nouvelle et très remarquable preuve de la scission de la mémoire dans la comparaison de ses deux états de veille et de sommeil[1]. Une jeune femme de vingt-deux ans, très hypnotisable, est suggestionnée. Elle cesse immédiatement de souffrir et arrive jusqu'à la dernière heure de son accouchement, à la dilatation complète du col, sans un gémissement, sans cesser un instant d'être en rapport avec le médecin, disant *qu'elle sent venir les contractions, mais qu'elle ne souffre pas... qu'elle se trouve bien dans cet etat!* A

[1] Mesnet. *Bulletin de l'Academie de médecine*, séance du 12 juillet 1887.

partir de la dernière heure, pendant la période d'expulsion, M. Mesnet n'a plus d'action sur elle, et, dès lors, les souffrances *ont paru*, d'apres son attitude, ses cris, ses gestes, ses impatiences, aussi violentes que chez une parturiente à l'etat de veille, bien que le sommeil n'ait point eté interrompu et que les *douleurs apparentes* qu'elle manifestait ne l'aient point éveillée.

Tout etait terminé depuis une demi-heure quand on réveilla la malade. Ce fut l'*affaissement de son ventre qui lui donna le premier éveil de son accouchement.* Bien qu'elle eût *paru* ressentir vivement les dernières douleurs de la période d'expulsion, *aucun souvenir* de cette derniere phase n'existait à son *réveil*, mais la révivis-cence de la mémoire a pu être provoquée; en l'endormant de nouveau, elle a pu raconter toutes les peripeties de son accouchement, disant qu'elle avait cessé de souffrir dès qu'on l'avait endormie, mais que pendant la dernière heure elle avait beaucoup souffert.

En résume, l'*accouchement* s'etait fait complètement *à son insu, puisque réveillee elle n'en avait aucune connaissance.*

M. Dumontpallier a obtenu un resultat semblable [1].

« Les considérations psychologiques, ajoute M. Mesnet, nous donnent un témoignage nouveau et irré-

1 *Revue de l'hypnotisme*, mars 1887.

cusable de la variabilité des troubles de la mémoire dans la série des phénomènes hypnotiques et nous conduisent à cette déduction logique fort importante en médecine légale, que ce dedoublement de la memoire pourrait devenir, dans telles circonstances particulières, l'occasion facile de *substitution* d'enfant au moment de l'accouchement. »

La question de responsabilité légale peut donc être agitée à propos de ces changements de la personnalité. On serait peut-être bien embarrassé pour décider du degré de responsabilité, si une personne comme Félida ou comme la dame américaine de Mac-Nish, vivant pendant de longues périodes de temps en condition seconde, avait commis ou commettait un acte punissable pendant cette condition qui n'est pas sa personnalité réelle, mais qui est cependant sa vie ordinaire.

La psychologie ne peut ainsi que profiter de ces études. M. Dichas [1], dans un intéressant travail sur la mémoire dans l'état hypnotique, fait ressortir la complexité des phénomènes psycho-physiologiques qui précèdent ou accompagnent les actes de mémoire. Il montre que les impressions les plus intenses, les plus

1 Dichas, *Etude de la memoire dans ses rapports avec le sommeil hypnotique*. Bordeaux, 1887.

répetées, finissent par se fixer définitivement à l'état de souvenir ou de reflexions, les autres disparaissent et ne se reproduisent plus. L'attention volontaire est impuissante à les rappeler; elles semblent complètement effacées. Il se demande si cette disparition est absolue en réalité. Les expériences que nous avons citées prouvent bien que la réviviscence de toute impression est possible.

Du reste, M. Dichas pense aussi que toute acquisition de la mémoire est irrévocablement *enregistrée*. Il base son opinion sur le retour inattendu de certains souvenirs depuis longtemps perdus et sur les curieux exemples d'hypermnésie rétroactive observés dans certains cas pathologiques.

Le fait suivant est démonstratif : « Nous avons connu, dit Rouillard[1], une dame morte il y a quelques années à un âge avancé, et qui se plaisait souvent à raconter le fait suivant, qui lui était arrivé à elle-même. Agee d'environ six ans, elle avait été prise, dans la Vendée, avec sa mère, femme d'un gentilhomme vendéen, portant un des plus grands noms de France. Après diverses péripéties, elles avaient été toutes deux menées à l'échafaud, dans une charrette, la dixième et la dernière de la file.

[1] Rouillard, Thèse de Paris, 1885

L'exécution avait lieu sur une grande place d'une ville du centre.

« Pendant qu'elles attendaient dans la charrette leur tour de supplice, un homme, un prêtre déguise réussit à couper les liens, et faisant glisser la femme et l'enfant entre les barreaux de la charrette, les sauve au milieu de la foule absorbée par le spectacle de la guillotine. Cachées pendant quelques jours dans un grenier, elles regagnèrent ensuite la Vendée, où deux mois après la mère de Mme X fut, tuée d'une balle, en combattant. Mme X ignorait dans quelle ville s'était passé le drame. Mariée à vingt ans, à un officier du genie, elle vint, vers l'âge de trente-cinq ans, à Orléans, avec son mari appelé à un poste nouveau. Le lendemain de son arrivée dans cette ville, étant sortie pour quelques emplettes, elle déboucha sur la place du Martroy. Le souvenir de son enfance surgit aussitôt; elle reconnut la place où elle avait éte conduite à l'échafaud; elle revit la charrette, sa mère priant, la foule, et au fond la fatale machine dressée. Cette vision subite fut si terrible qu'elle perdit connaissance et tomba à terre. Elle ne voulut pas du reste rester un instant de plus à Orleans et n'y retourna jamais de sa vie. »

Une foule d'observations analogues existent dans la science. Elles prouvent bien que tout ce qui a frappé l'imagination est à jamais acquis. Il n'en est pas moins vrai que ces souvenirs latents sont en dehors du champ actuel et utilisé de la mémoire; c'est cette absence qui constitue l'*oubli*. L'oubli n'a pas toujours la régularité d'une fonction normale; il est sujet à des troubles, à des désordres; de là, certaines maladies de la mémoire; ce sont parfois des *amnesies* partielles et parfois des *hypermnesies*, c'est-à dire une exaltation anormale de la mémoire.

V

Nous terminerons en racontant un fait récent de notre pratique qui prouve l'intérêt inherent à ces études.

Mme X, depuis une quinzaine d'années, avait eprouvé de profonds bouleversements; dans la lutte morale qu'elle avait dû subir, elle avait éte brisée et, à la suite de pénibles crises nerveuses, elle s'etait trouvée déséquilibrée. Elle avait traversé des periodes de paralysie, de contracture et d'engourdissement cérébral avec vives douleurs à la tête. Il y a deux ans environ, à la suite d'une circonstance heureuse, elle récupéra toutes ses forces et retrouva son équilibre. Elle paraissait guérie lorsqu'un accident vint remettre tout en question et alors apparut de nouveau cet état cérébral singulier caractérisé par une torpeur indescriptible et une impressionnabilité excessive à tous les ébranlements sensoriels ou moraux.

Après maint essai thérapeutique infructueux, l'un de nous proposa d'essayer de l'hypnotisme. Très désireuse de tenter de ce moyen nouveau pour elle, Mme X accueillit cette proposition avec enthousiasme et inscrivit sur son carnet cette phrase où se révélaient toutes ses espérances : « L'hypnotisme va donc réaliser ce qu'une circonstance heureuse a déjà produit. » Elle faisait allusion à cette circonstance que nous rappelions tout à l'heure. Le résultat du premier sommeil fut merveilleux. Depuis longtemps, la malade n'avait pu marcher ni faire quoi que ce fût, en raison de l'engourdissement tout particulier de son cerveau. C'était en realité une lethargique avec une certaine notion, bien imparfaite, de ce qui l'entourait. Après la première séance d'hypnotisme, elle ressuscite, elle n'est plus paralysée et la tête devient libre. Pendant huit jours, elle peut marcher, sortir. Malheureusement ce premier résultat ne put être entretenu ni renouvelé par des séances successives d'hypnotisme, aussi l'engourdissement revint-il progressivement. Un peu plus tard, elle vint se mettre entièrement entre les mains de son médecin. Tout d'abord les résultats obtenus furent encourageants, sans être pourtant aussi complets qu'à la première intervention. Il survint des rechutes dont il fallut retirer la malade; et après plusieurs mois, la guérison marchait lentement. Les suggestions étaient trop banales : « Vous « n'êtes plus paralysée. — Vous marcherez. — Vous « n'aurez plus de douleur à la tête, etc. »

En présence de ces résultats précaires, on essaya bien de faire revenir Mme X à une époque antérieure de sa vie où elle aurait éte bien portante, mais le point de repère faisait défaut. Un jour enfin, elle se mit à raconter sa vie et à révéler cette circonstance heureuse qui, deux ans auparavant, l'avait remise en equilibre. Possédant alors ce point de repère précis, on lui dit en somnambulisme : « Vous vous retrou« verez exactement dans l'état où vous étiez à tel « moment de votre vie, il y a deux ans, quand vous « reveniez de tel endroit... que vous étiez heureuse « et bien équilibrée. »

Cette suggestion eut un très bon effet, et l'état se trouva très notablement amélioré.

Sans aucun doute, nous ne trouvons pas ici les deux états nettement distincts de Félida, mais il existe pourtant deux manières d'être toutes différentes et alternatives, encore qu'elles soient assez enchevêtrées l'une dans l'autre. Dans l'une Mme X est engourdie, indifférente, demeurant, elle très active, des journées entières absolument inoccupée, sans conscience du temps qui s'écoule, des événements petits ou grands; c'est une sorte de vie somnambulique. Dans la seconde manière, Mme X a conscience de tout, ressent et exprime ses impressions avec une grande vivacité. Survient une secousse, une nouvelle imprévue, un bruit soudain, elle retombe dans l'autre état.

C'est en la faisant retourner à une époque de la vie où ce double etat n'existait pas, en la remettant dans un etat de conscience étranger à cette vie somnambulique, qu'on a pu la modifier avantageusement.

Voilà, si nous ne nous trompons, une application nette de la connaissance des états de personnalité.

Nous estimons que ces troubles sont la conséquence d'une inégale répartition de la force nerveuse entre les organes. Cette force tour à tour abandonne les centres de l'intelligence ou ceux du mouvement, amenant l'engourdissement intellectuel ou la paralysie apparente. Le probleme thérapeutique consiste à ramener la juste distribution de l'energie nerveuse. La notion exacte des variations de la personnalité nous paraît pouvoir être d'un grand secours dans des cas analogues.

FIN

TABLE DES FIGURES

Fig. 1. — Louis V. Etat de Rochefort, en contracture droite, 20 avril 1885 vingt-deux ans. 29
Fig. 2. — Etat de Bicêtre, hemiplegie gauche complete (face et membres), 2 janvier 1884, vingt et un ans. 37
Fig. 3. — Etat de Mâcon, hémiplegie gauche (membres seuls) dix-neuf ans. 43
Fig 4. — Etat de Bonneval, en contrcture des membres inferieurs, mai 1880, dix-sept ans. 49
Fig. 5. — Etat de Saint-Urbain au moment de l'accident de la vipère, mars 1877, quatorze ans 53
Fig. 6. — État de Rochefort, avant la contracture, hyperesthesie gauche sans paralysie, 6 mars 1885, soldat vingt-deux ans. . . . 65
Fig. 7. — Etat de Bonneval en contracture gauche apres son évasion, juin 1880; dix-sept ans et demi. 71
Fig. 8. — Etat de Bourg, en contracture de la jambe droite, juillet 1882. 73
Fig. 9. — État de Bicêtre en contracture droite mars et avril 1884. 77
Fig. 10. — État de Saint-Urbain, en contracture developpee a la suite d'un bain, n'a pas encore vu la vipere, mars 1877; treize ans. 89
Fig. 11. — Schema de la vie de V. 137
Fig. 12. — Dictée de Jeanne R... a l'âge de dix ans. 154
Fig. 13. — Ecriture de Jeanne R... à l'âge de quinze ans. . . 156
Fig. 14. — Lettre écrite par Jeanne R... à l'âge de vingt-trois ans. 157

TABLE DES MATIÈRES

INTRODUCTION. 5

CHAPITRE PREMIER. — Principaux états de personnalité de V... Louis 15

CHAP. II — Déroulement spontané ou provoqué d'états successifs de personnalité. 85

CHAP. III. — Discussion sur le cas de V... Louis. 121

CHAP. IV. — États de personnalité sur d'autres sujets. . 139

CHAP. V. — Alternance de la personnalité. 159

CHAP. VI. — Substitution de la personnalité. 189

CHAP. VII — Aliénation de la personnalité. 219

CHAP. VIII. — Éléments constitutifs de la personnalité. . . . 238

CHAP. IX. — Tentative d'explication. 264

CHAP. X — Applications. 298

LYON — IMPRIMERIE PITRAT AINÉ, RUE GENTIL, 4.

Printed in Dunstable, United Kingdom

91219500R00181